医薬品情報科学の実践

―― 患者本位の薬物治療実践にむけた科学的アプローチ ――

昭和薬科大学薬学部教授　山　本　美智子　編著

昭和薬科大学薬学部教授　渡　部　一　宏
昭和薬科大学薬学部講師　土　肥　弘　久　　共著

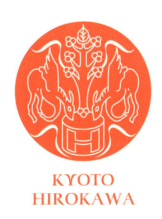

KYOTO
HIROKAWA

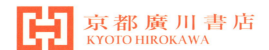

序　文

　近年，医療の高度化と多様化，高齢社会の到来，国民の健康に対する関心の高まりなどにより，最適な薬物療法の提供，医療への安全対策など，幅広い分野における薬剤師の社会貢献が期待されている．薬学教育が6年制となり，医療人としての倫理観とともに高度な専門知識を兼ね備えた実践力のある薬剤師の育成が進められているのはこのためである．

　化学物質である医薬品に情報が加わって，はじめて医薬品としての価値が生じる．医薬品は，情報を正しく読みとることにより，効果と安全性を高め，医療における意味と意義がもたらされる．しかし，インターネットをはじめ，世の中には様々な情報があふれており，この膨大な情報から，ニーズに合った適切な情報を取捨選択することは容易ではない．そのような状況の中，薬剤師は，医療や医薬品に関する情報を収集，評価，判断し応用していく情報リテラシー能力を身に付けることが必須となる．薬物治療の評価のあり方を理解し，必要とされるときに適切な形で，医療者，患者に情報を提供することは，薬剤師に課せられた社会的責任ともいえる．

　本書は，基本的な情報リテラシー能力の向上にフォーカスを当てており，エビデンスに基づいた医薬品の有効性，安全性を評価し，費用対効果を考慮した薬剤選択ができるようになることを目指した．

　薬学生向けに執筆したが，将来，より能動的に医薬品情報を取り扱うことも想定し，基礎知識のみならず，情報を収集，評価，判断する場合のノウハウ等実践的なポイントも系統的にまとめたテキストブックとなっている．医療における情報の考え方，医薬品情報の基本となる名称，より実践的な情報ソースの活用から文献評価，患者個別の応用事例まで，医薬品情報の基礎からプラクティスまで一連の流れになるように構成されている．章末には演習問題を入れ，理解度を確認できるようにした．学部生に加え，臨床現場や医薬品開発に従事する医薬品情報を扱うすべての方々にも，活用して欲しいと考えている．

　最後に，本書の発刊に当たり，京都廣川書店廣川重男社長，来栖　隆チーフエディター，鈴木利江子氏，田中英知氏をはじめとする同社関係諸氏に心より深謝する．

2017年3月

山　本　美智子

目　次

第1章　医薬品情報について　　1

1-1　医薬品情報とは……………………………………………………………1
- 1-1-1　情報と情報リテラシー　1
- 1-1-2　医薬品とは　1
- 1-1-3　医薬品情報提供の法的根拠　2
- 1-1-4　医薬品情報の流れと医薬品情報学　2

1-2　医療における情報提供……………………………………………………2
- 1-2-1　患者と医療従事者との関係　2
- 1-2-2　薬物治療における患者と薬剤師との関係　4
- 1-2-3　リスクコミュニケーション　7
- 1-2-4　アカデミック・ディテーリング　10

1-3　章末問題……………………………………………………………………11
●だけどね…（理想と現実のギャップ）　12

第2章　医薬品の名称　　13

2-1　一般名………………………………………………………………………13
- 2-1-1　INNとJAN　13
- 2-1-2　添付文書における一般名と販売名　14
- 2-1-3　医薬品の命名法　15

2-2　化学名（命名法）と組成・性状…………………………………………15

2-3　医療用医薬品の添付文書における薬効分類………………………………17
- 2-3-1　国内における分類　17
- 2-3-2　海外における薬効分類　18

2-4　ステム（stem）……………………………………………………………20

2-5　章末問題……………………………………………………………………22
●だけどね…（理想と現実のギャップ）　23

第3章　医薬品の開発から承認までの情報　　25

3-1　新規医薬品開発の基本的な流れと薬事規制………………………………25
- 3-1-1　基礎研究から非臨床試験まで　25
- 3-1-2　臨床試験（治験）　28

　　　　3-1-3　新薬申請と承認　*32*
　　　　Column　公知申請　*36*
3-2　後発医薬品の承認申請···*36*
3-3　章末問題···*38*
　　　　●だけどね…（理想と現実のギャップ）　*39*

第 4 章　市販後の制度と情報　　　　　　　　　　　　　　41

4-1　市販後の制度···*41*
　　　　4-1-1　医薬品承認審査の限界　*41*
　　　　4-1-2　市販後の制度とそれに関する情報　*42*
　　　　Column　有害事象と副作用　*46*
　　　　4-1-3　リスク管理計画　*48*
4-2　医薬品に関する安全性情報···*50*
　　　　4-2-1　市販後の安全性情報　*51*
　　　　4-2-2　添付文書の改訂情報　*53*
　　　　Column　医薬品に関する厚生労働省と PMDA の役割　*55*
4-3　章末問題···*55*
　　　　●だけどね…（理想と現実のギャップ）　*56*

第 5 章　基本となる医薬品情報　　　　　　　　　　　　　　57

5-1　医薬品の添付文書···*57*
　　　　5-1-1　医療用医薬品添付文書　*57*
　　　　Column　医療用医薬品の添付文書は，2019 年から新様式へ　*64*
　　　　5-1-2　OTC 医薬品添付文書　*65*
5-2　インタビューフォーム···*67*
　　　　Column　製薬企業の医薬情報担当者（MR）とメディカルサイエンスリエゾン（MSL）　*67*
　　　　5-2-1　使用にあたり留意すべき点　*68*
　　　　5-2-2　医薬品インタビューフォームの入手先　*68*
　　　　5-2-3　医薬品インタビューフォームの記載事項　*68*
5-3　医療用医薬品製品情報概要···*71*
5-4　重篤副作用疾患別対応マニュアル···*71*
5-5　患者向け医薬品情報···*72*
　　　　5-5-1　患者向医薬品ガイド　*72*
　　　　5-5-2　くすりのしおり　*73*
5-6　欧米の添付文書情報及び安全性情報···*73*

5-6-1　米国食品医薬品局　*73*
　　　5-6-2　欧州の添付文書情報　*76*
5-7　章末問題………………………………………………………………………………*79*
　　　●だけどね…（理想と現実のギャップ）　*79*

第6章　医薬品情報ソースとその利用　*81*

6-1　医薬品情報の分類と情報ソース……………………………………………………*81*
　　　6-1-1　一次資料　*82*
　　　6-1-2　二次資料　*83*
　　　6-1-3　三次資料　*84*
　　　6-1-4　代表的な三次資料　*85*
　　　Column　インターネット上の医療情報をチェックしよう　*94*
6-2　章末問題………………………………………………………………………………*94*
　　　●だけどね…（理想と現実のギャップ）　*95*

第7章　エビデンスベースのアプローチ　*97*

7-1　アプローチ……………………………………………………………………………*97*
　　　7-1-1　EBMとは　*97*
　　　7-1-2　クリニカルクエスチョンとEBMのステップ　*100*
　　　7-1-3　発生頻度の指標　*102*
　　　7-1-4　研究の種類と特徴　*103*
　　　Column　利益相反（COI：Conflicts of Interest）　*115*
　　　●だけどね…（理想と現実のギャップ）　*115*

第8章　文献データベースの検索　*117*

8-1　PubMed………………………………………………………………………………*117*
8-2　医学中央雑誌（医中誌）……………………………………………………………*126*
8-3　J-STAGE……………………………………………………………………………*127*
8-4　コクラン・ライブラリー（Cochrane Library）…………………………………*128*
8-5　章末問題………………………………………………………………………………*130*
　　　●だけどね…（理想と現実のギャップ）　*130*

第9章　臨床研究論文を読む際に必要な情報リテラシー　*131*

9-1　臨床研究論文に対する批判的吟味 …………………………………………… *131*
- 9-1-1　臨床研究とは　*132*
- 9-1-2　誤差とは　*132*
- 9-1-3　研究手法上における代表的なバイアス　*133*
- 9-1-4　交　絡　*134*
- 9-1-5　妥当性と信頼性　*135*
- 9-1-6　偶然誤差の制御と評価　*136*
- 9-1-7　不確かさへの対処　*136*
- 9-1-8　効率的に臨床研究論文を読むために　*137*

9-2　臨床研究論文の構成要素と情報リテラシー ………………………………… *137*
- 9-2-1　タイトル（title）を読み解く　*140*
- 9-2-2　抄録（abstract）を読み解く　*140*
- 9-2-3　緒言（introduction）を読み解く　*141*
- 9-2-4　方法（methods）を読み解く　*141*
- 9-2-5　結果（results）を読み解く　*141*
- 9-2-6　考察（discussion）を読み解く　*143*
- 9-2-7　臨床研究論文における臨床統計学を読み解く　*143*

9-3　章末問題 ……………………………………………………………………… *155*
- ●だけどね…（理想と現実のギャップ）　*155*

第10章　薬剤経済学研究　*157*

10-1　薬剤経済学研究 ……………………………………………………………… *157*
- 10-1-1　費用効用分析　*158*
- 10-1-2　費用効果分析　*159*
- 10-1-3　費用最小化分析　*160*
- 10-1-4　費用便宜分析　*160*

10-2　諸外国における薬剤経済学研究の利用状況 ……………………………… *160*
- 10-2-1　オーストラリアでの薬剤経済学研究の利用状況　*160*
- 10-2-2　英国での薬剤経済学研究の利用状況　*161*
- 10-2-3　日本での薬剤経済学研究の利用状況　*161*

10-3　章末問題 ……………………………………………………………………… *163*
- ●だけどね…（理想と現実のギャップ）　*164*

第 11 章　臨床現場での EBM による患者問題解決事例　*165*

11-1　EBM による患者問題解決事例······························*166*
  Case 1　50 歳代男性　高血圧，2 型糖尿病　　*166*

  Case 2　20 歳代男性　気管支喘息　　*176*

参考文献··*187*

和文索引··*189*
欧文索引··*194*

第1章 医薬品情報について

　医薬品情報学は，医薬品のトータルライフサイクルを通して，医薬品情報を正しく「集め・伝え・使う」の視点で捉え，医薬品の有効性・安全性情報の評価・解析をし，コミュニケーションを推進する実践と研究である．この章では，そのための，医療における情報のあり方や考え方について，その背景と基本を学ぶ．

1-1　医薬品情報とは

1-1-1　情報と情報リテラシー

　医療は元々普遍的なサイエンスではなく，その不確実性は避けられない．情報とは何かという問いに，数学者のC.Shannonは「意思決定において不確実性（uncertainty）を減ずるものである」と答え，また，経営学者のP.F.Druckerは，「情報とはデータに意味と目的を加えたもので，データを情報に転換するには知識が必要である」と答えている．情報により確からしさを高め，また，有用な情報により，よりよい判断を行うことができるが，その情報を集め，使いこなすためには，情報リテラシー能力が必要となる．

　情報リテラシー能力が高い人の条件として，次のことがあげられる．
・情報が必要となる時期を知っている
・問題解決にどんな情報が必要かわかる
・必要な情報を見つけられる
・問題を効果的に処理し，情報を評価してまとめることができる
・他者との間で適切に情報のやり取りができる

　このように，情報に対する考え方は医薬品情報を学ぶ上でも参考になる．

1-1-2　医薬品とは

　化学物質に情報が加わることで，医薬品となる．日本の「医薬品，医療機器等の品質，有効性及び安全性の確保等に関する法律」第2条では，医薬品は「人又は動物の疾病の診断，治療又は予防に使用されることが目的とされている物であつて，機械器具，歯科材料，医療用品及び衛生用品でないもの（医薬部外品を除く）」と定義されている．

1-1-3 医薬品情報提供の法的根拠

「医薬品，医療機器等の品質，有効性及び安全性の確保等に関する法律」（医薬品医療機器等法）の第1条の5には，医薬関係者の責務として，情報提供の義務が次のように記載されている．

・医薬品を購入し，又は譲り受けようとする者に対し，これらの適正な使用に関する事項に関する正確かつ適切な情報の提供に努めなければならない．

また，第1条の6には，国民の役割として，次のように記載されている．

・国民は医薬品等を適正に使用するとともに，これらの有効性及び安全性に関する知識と理解を深めるよう努めなければならない．

このように，国民も医薬品情報の知識を理解する努力が必要である．

また，薬剤師法では，第25条の2に，情報の提供及び指導の義務として以下の記載がある．

・薬剤師は，販売又は授与の目的で調剤したときは，患者又は現にその看護に当たつている者に対し，調剤した薬剤の適正な使用のために必要な情報を提供しなければならない．

さらに，第1条には薬剤師の任務として，薬剤師の医療に対する使命が書かれている．

・薬剤師は，調剤，医薬品の供給その他薬事衛生をつかさどることによつて，公衆衛生の向上及び増進に寄与し，もつて国民の健康な生活を確保するものとする．

1-1-4 医薬品情報の流れと医薬品情報学

医薬品情報は医薬品が開発されて使用されるまで発生する．時間的な流れで見ていくと，開発から基礎研究・非臨床試験，臨床試験，承認，市販後の段階があり，それぞれの段階で情報が発生する（図1.1）．

医薬品情報学は医薬品のトータルライフサイクルを通して，医薬品情報を正しく「集め・伝え・使う」の視点で捉え，医薬品の有効性・安全性情報の評価・解析をし，コミュニケーションを推進する実践と研究といえる．医薬品情報は，それを臨床の現場等で実際に使用し，適正な医療につなげる役割を担っている（図1.2）．

1-2 医療における情報提供

1-2-1 患者と医療従事者との関係

(1) パターナリズム

従来患者は，治療の決定を医師はじめ医療者の専門的な判断に委ねてきた．しかし，このことは1970年代はじめに，医者と患者の権力関係をパターナリズム（父権主義：paternalism）としてとらえ，社会的な問題として喚起されるようになった．このようなモデルは，患者は医師の指示に従うだけで，医師と患者が上下関係となる伝統的なパターンといえる．

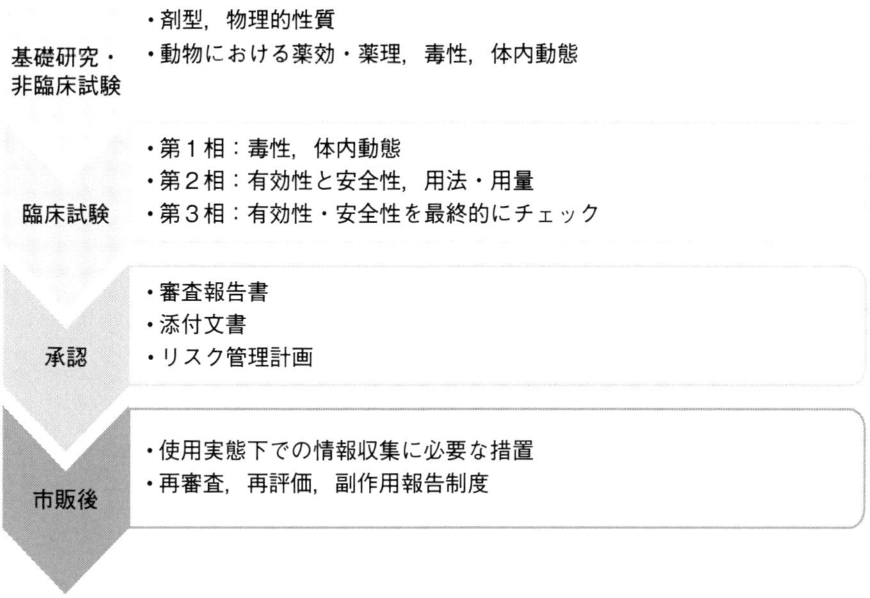

基礎研究・非臨床試験
・剤型，物理的性質
・動物における薬効・薬理，毒性，体内動態
臨床試験
・第1相：毒性，体内動態
・第2相：有効性と安全性，用法・用量
・第3相：有効性・安全性を最終的にチェック
承認
・審査報告書
・添付文書
・リスク管理計画
市販後
・使用実態下での情報収集に必要な措置
・再審査，再評価，副作用報告制度

図 1.1　医薬品開発から市販後までの流れと医薬品情報

処方提案
薬剤師
医師
処方への
フィードバック
医師
診断
処方設計支援
薬剤師
医師
処方
調剤
薬剤師
服薬支援
薬剤師
薬物治療
医師
効果と副作用の
評価
副作用モニタリング
薬剤師

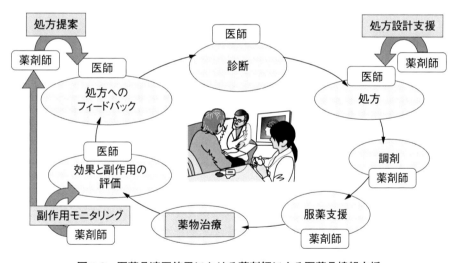

図 1.2　医薬品適正使用における薬剤師による医薬品情報支援

（医療スタッフの協働・連携によるチーム医療の推進について（医政発 0430 第 1 号）より抜粋）

(2) インフォームド・コンセント

1980 年代に入ると，米国で，インフォームド・コンセント（informed consent）の考えがでてきた．これは，正しい情報を得た上で合意する患者の権利や立場を考慮したものである．インフォームド・コンセントの定義としては，「患者が，治療や臨床試験の内容についてよく説明を受け十分理解した上で（informed），患者自らの自由意思に基づいて医療者と方針において合意する（consent）」ことである．

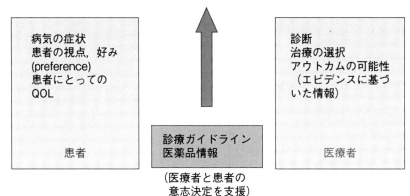

図1.3 シェアード・ディシジョン・メイキングの考え方

　米国医師会は，インフォームド・コンセントを次のように定義している（1998年）．「インフォームド・コンセントとは，患者と医師の間で，治療を行うことに対し患者の承諾または合意に至るコミュニケーションのプロセスである．」コミュニケーションのプロセスにおいて，治療に関し医師は患者に，診断結果，提案された治療の特徴及び目的，提案された治療のリスクとベネフィット，他の治療法とそのリスクとベネフィット，治療を受けないことのリスクとベネフィットなどの情報を開示し話し合うこととしている．これは，後に述べるコンコーダンスの考え方と非常に近いものである．

(3) シェアード・ディシジョン・メイキング

　インフォームド・コンセントからさらに進んだモデルとして，シェアード・ディシジョン・メイキング（shared decision making）がある．これは，「患者・医療者が必要な情報を共有した上での意思決定」であるが，患者にとって大事なことは，誰が最終的な決断を下したかということより，意思決定のプロセスを共有できたかどうかということである．患者は，患者しか持ちえない経験や病気に対する考えを持っており，それこそが患者の専門性であり，医療者と同じく専門家として対等の立場にあるということが前提にある（図1.3）．患者は医療者のパートナーシップという考えであり，次のことがシェアード・ディシジョン・メイキングには必要とされている．

・医師と患者が治療の意思決定に参加し，お互いに情報を共有すること
・医師と患者が，パートナーシップに基づきお互いの専門性を尊重し意思決定のプロセスを重視すること
・医師と患者が，相談して治療法を決定し，その治療の開始に同意すること

1-2-2　薬物治療における患者と薬剤師との関係

(1) コンプライアンス

　コンプライアンス（compliance）の意味は，命令や要求などに従うことである．社会的には法

令遵守の意味で使われており，決められたことを守るということである．服薬に関しては，コンプライアンスは患者が処方せんの指示に従って薬を服用するまでのことをいい，「コンプライアンスがよい，悪い」と表現される．日本語では「服薬遵守」といわれている．

コンプライアンスは「処方者のアドバイスに患者の行動がどの程度合致するのかその度合い」とされており（Haynes RB. 1979年），コンプライアンスの評価の基準は，遵守できたかどうかという患者の行動である．そのため，従順な患者が医師のいうことを守るという家長主義的な考えが色濃くでてくる．

しかし，急性期の場合は生命の危機状態にあるので，パターナリスティックな方法が現実的である．治療を選択する時間的猶予がない場合，コミュニケーションが困難な場合などに，医療者に治療の意思決定が委ねられることになる．

(2) アドヒアランス

コンプライアンスの評価は医療者側から見た評価であるが，医薬品の服用を規則正しく守らない「ノンコンプライアンス」の原因は患者側にあるとされてきた．しかし，患者の積極的な参加こそが治療成功への鍵であり，最近は，コンプライアンスの代わりにアドヒアランス（adherence）という言葉が多く用いられるようになった．アドヒアランスの動詞のアドヘア（adhere）は，「順守する，忠実である」という意味なので，服薬を守るという意味ではコンプライアンスと変わりないが，コンプライアンスより患者の積極的な参加や自律性を重んじた概念である．

アドヒアランスは，「患者が同意した処方者の推奨に患者の行動がどの程度合致するかその度合い」とされている（Barofsky I. 1978年）．アドヒアランスは，コンプライアンスから発展し，患者の積極的な関与を強調したものといえる．

特に，長期に渡って服薬の必要がある場合など，患者の主体的な関わりが重要な分野で，この考え方が強調されるようになってきた．たとえば，HIV患者の服薬継続や治療予後を左右する因子として，患者の積極性があげられている．患者自身の積極的な意思でHIV薬を服薬すると決断することで，ノンコンプライアンスが回避できるのではないかという考えである．

(3) コンコーダンス

コンコーダンス（concordance）とは，「パートナーシップに基づき，患者と医療者間で疾患や治療について情報を共有した上で，治療を決定（shared decision making）し，そこには専門家としての患者の知識及び意見が十分に考慮される」という考え方である（Marinker M. 1997年）．評価の基準は患者と医療者との話し合いのプロセスとされている．医療者は，患者の価値観，信念やライフスタイルを尊重し，話し合いの中で，患者の納得のいく結果に至る，双方向性を持った関係である．治療方針の決定から実際に治療を受けたり服薬したりするまでの治療の全過程において患者が関わっていくためには，患者と医療者の間の対等な協力関係が必要である．

また，2005年の英国NHS（National Health Service）の報告書（Horn R.）では，コンコーダンスは，「服薬や薬物治療にとどまらず，処方に関するコミュニケーションから服薬における患者支援までを含む」とする広い概念を示している．

① コンコーダンスのメリット・デメリット

ノンコンプライアンスをいかに減らすかという検討から生まれたものが，アドヒアランスを発展させたコンコーダンスである．ノンコンプライアンスが続くと，疾患の改善が見られない，または悪化し，余分な治療コストがかかり経済的なロスにつながることが考えられるが，コンコーダンスを実践することにより，患者の治療効果と治療に関する満足度が向上し，最終的には費用対効果が得られると考えられている．

また，最近の社会では，治療に関する情報が入手しやすくなり，消費者保護の傾向が強くなっている（Elwyn., *et al.* 1999 年）．しかし，コンコーダンスのデメリットとして，患者の要求がどんどんエスカレートして，行き過ぎるとアウトカムに悪影響を与える可能性も否定できない．

(4) 医薬品に関する情報提供

通常，医師から，処方についての簡単な説明の後，薬局に行ってはじめて，書面で薬の情報を渡されることが多い．しかし，もっと積極的に治療に関わることを可能にするためにも，治療を決定するところから医薬品情報が必要である．では実際に，医療の中で患者はどのような医薬品情報を必要としているのか．その場合のいくつかの問題点を以下にあげる．

1. 患者がすべての治療の選択肢に関する情報を必要としているとき，1 つの薬の情報では少なすぎではないか．
2. 医薬品の処方決定がなされた後で，医薬品の情報を受け取るのは遅すぎではないか．
3. その医薬品の禁忌や副作用などネガティブな情報に注目しがちだが，そうなると広くリスク・ベネフィットを比較することは難しいのではないか．

このような問題点を解決するためには，治療の決定前から治療中，決定後においても患者に包

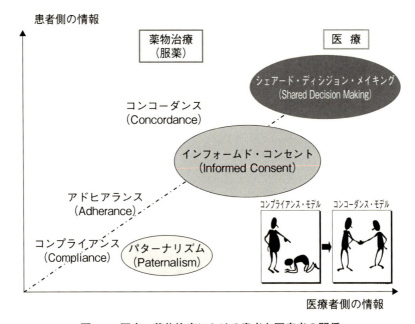

図1.4　医療・薬物治療における患者と医療者の関係

括的な情報を提供し支援していくことが必要である．薬物治療では，薬剤師は大きな役割を担っており，服薬に際しても，患者の不安や患者が感じている問題を引き出し，それに対応するために患者と話し合い，また，その後患者が薬を正しく継続的に服用しているかモニタリングし，薬物治療が効果的に行われているかを評価していく必要がある．医療，薬物治療における患者と医療従事者との関係を図1.4に示す．

1-2-3 リスクコミュニケーション

これまでは，リスクに関しリスクアセスメントやリスク管理が十分行われていれば問題はないとされていたが，近年，その評価・管理されたリスクを伝え理解してもらう（リスクコミュニケーション）ことが重要であるという認識に至った．たとえば，食品や環境問題の分野等では，リスク分析において，リスクアセスメント，リスクマネジメントと並ぶ3要件の1つとしてリスクコミュニケーションの必要性が取り上げられるようになった（図1.5）．医薬品の分野では，問題の発生時から解決まで，リスク管理，リスク評価に加えリスクコミュニケーションが同時に進行して，問題解決に至るプロセスが重要視されている．

リスクコミュニケーションは，1980年代に米国で確立し，1990年代に入り世界へ広がりをみせ，日本では，2000年に入り，牛海綿状脳症（BSE）問題を契機にリスク分析が導入された．医薬品については，平成22（2010）年の薬害肝炎検証・検討委員会「最終提言」の中で，患者に対する副作用の普及・啓発や適正使用の推進のため，患者とのリスクコミュニケーション体制

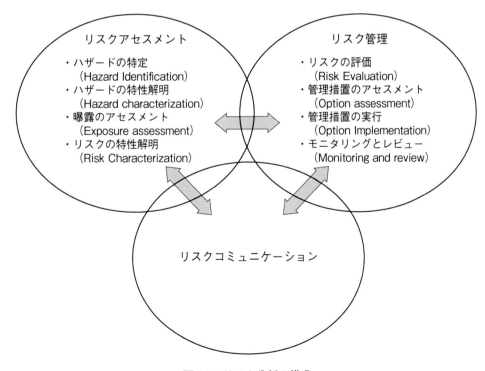

図1.5 リスク分析の構成
（Aamir M. Fazil（2005）*FAO Fisheries Technical Paper*. No. 462 一部改変）

の整備について言及された．

(1) リスクとは

　リスクの概念は，これまで日本にはなかった．リスクの日本語訳として「危険」が用いられることがあるが，それは正しいとはいえない．医薬品の分野では，WHOによると，「リスクは害（harm）が引き起こされる見込み（発生の可能性，確率）」と定義している．ここでいう害は，医薬品により引き起こされる具体的な損害の本質（副作用など）をいう．

(2) リスクコミュニケーションとは

　リスクコミュニケーションは，リスク評価の内容などに関して，最終的には関係者間で情報や意見をお互いに交換し，合意形成を図ろうとするものである．その発達の段階として以下の3つのステップが考えられている（表1.1）．この3段階のステップが，まさにリスクコミュニケーションに求められているステップだと考えられる．なお，コミュニケーションは，会話に限らず文書やインターネットなどのメディアを用いたものも含まれる．

　また，リスクコミュニケーションの目的とそのプロセスで重要なことは，安全性情報の伝達を行い，そして，利害関係者間で意見交換をし，相互理解を促進し，また，関係者間での責務を共有することである．このようなプロセスを通じ，信頼関係を構築していくことを目指す（図1.6）．安全情報の伝達がリスクコミュニケーションであると誤解されがちであるが，それだけでは，本来の目的を達成していないことになる．

(3) リスクコミュニケーションの基本方針

　医薬品はベネフィットとリスクを併せ持つ．リスクだけでなくベネフィットとのバランスを考慮しコミュニケーションを行う上で，基本方針として以下のことがあげられる．

表1.1　リスクコミュニケーションの発達的段階

発達段階	目的	特徴と問題点
第1のステップ	データの開示	データや情報は開示されるが，専門的な情報がそのまま開示されても，よく理解されず，受け入れられることは少ない．一方向の情報提供であり，相互作用的なファクターはない．いわゆるパターナリズム的な考え方に相当する．
第2のステップ	情報の提供	「情報の提供」を積極的に行うようになるが，教育，宣伝，解説，説得手法に関心が置かれる．情報発信者の意図が受け入れられるようにメッセージが工夫されるが，都合のよい点を強調する場合も見られる．
第3のステップ	共通ベースと意見交換	情報の提供者と消費者などの利用者が情報を共有し，相互に意思疎通を図り，説明するだけでなく，相手の意見を聞き討議するとされる．この段階に至り，インフォメーションの内容にとどまらず，コミュニケーションの在り方を重視する．

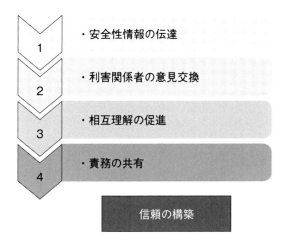

図1.6　リスクコミュニケーションの目的とプロセス

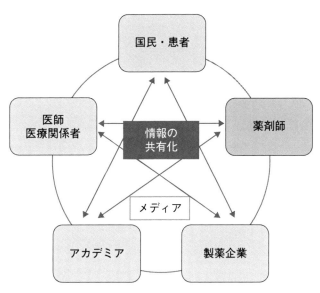

図1.7　医療における関係者間での双方向コミュニケーション

・情報の透明化
・情報の共有化
・情報の双方向性化

　まず，情報提供において，その公開性や透明性が担保されることが前提となる．それは，エビデンスに基づいた情報で，費用対効果の情報も望まれる．次に，情報の共有化は，利害関係者間で行われるべきであり，また，双方向での継続的なやりとりやフィードバックが重要である（図1.7）．

表 1.2　FDA リスク・ベネフィットに関する情報提供指針

・リスクとベネフィットの数値的な可能性を提供する
・相対リスクだけでなく，絶対リスクも提供する
・比較のための分母を一致させる
・比較のため一致させた期間を使用する
・可能ならピクトグラムや他のビジュアルな助けを使用する
・ベースラインと治療後のリスクとベネフィットの差違を明らかにする
・可能な限り，提供する情報量を減らす
・ポジティブとネガティブ両方の背景を提供する
・重要な情報の意味を伝えるための解説ラベルまたはシンボルの利用を考慮する
・使用前にコミュニケーション・テストを行う

(Communicating Risks and Benefits : An Evidence-Based User's Guide-FDA (2011))

(4) リスク・ベネフィットコミュニケーションの提供ガイド

リスク・ベネフィットコミュニケーションに関し，エビデンスに基づく健康・医療に関する指針が，米国食品医薬品局（FDA：Food and Drug Administration）から，2011年に公表された．米国では，COX-2 阻害薬の安全性問題に端を発し，2007年にFDA改革法が制定され，患者・市民への医薬品の安全性情報の提供が強化された．この指針は，コミュニケーション科学をより身近にし，エビデンスに基づいたアプローチの強化などを目指したものである．情報提供の方法について，表1.2のようなアドバイスを行っている．

(5) リスク・ベネフィットコミュニケーションの実現に向けて

リスクを越えて，事件・事故により企業が危機的状況に陥ったときはリスクコミュニケーションを越えてクライシス（危機）コミュニケーションが必要になる．そのような事態に陥らないためにも，平常時のリスクコミュニケーションが重要である．1992年に，医薬品リスク管理計画がスタートし，リスクに対する方策が示されたが，臨床試験によるエビデンスが示された医薬品も，医学の限界や不確実性という課題に対し，社会全体で向き合う必要がある．

1-2-4　アカデミック・ディテーリング

(1) アカデミック・ディテーリングとは

アカデミック・ディテーリング（academic detailing）とは，文字通り学術的な情報をわかりやすく説明することである．アカデミック・ディテーリングは教育的なアウトリーチの手法で，「医療者，とりわけプライマリケア医に対し，薬物治療に関する有効性・安全性・費用対効果を考慮した適切な臨床上の判断が行えるように，訓練を受けた academic detailer による支援・推進活動」のことをいう．アカデミック・ディテーリングは，医学的エビデンスに基づいた，費用対効果を考慮した薬剤の選択ができるような処方や薬物治療の改善を目指している．なお，アカデミック・ディテーリングという表現のほかに "educational detailing"，"counter detailing" または "educational visiting" といういい方なども同義語として用いられる．

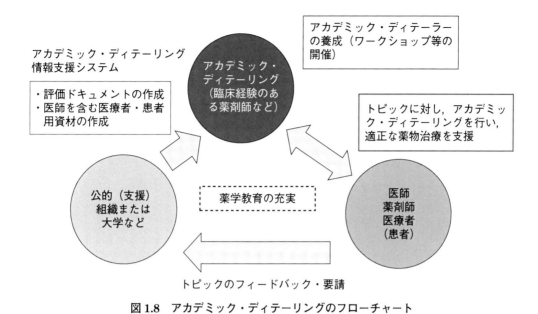

図1.8 アカデミック・ディテーリングのフローチャート

(2) 医療における医薬品情報と薬剤師

　医師や薬剤師などの医療関係者は，製薬企業のMRから自社製品の販売促進のために訪問を受ける．しかし，医療現場での医薬品の適正な使用に資するためには，コマーシャルベースの情報や臨床経験だけでは十分とはいえず，臨床論文など医薬品や薬物治療に関する情報を網羅的に収集し的確に評価する必要がある．そこで，アカデミック・ディテーリングによるエビデンスに基づいて評価された，包括的な情報提供の重要性が認識され，そのシステム構築や活動が推進されることになった．

　欧米の国々ではディテーラー（detailer）は薬物治療や医薬品情報の知識や経験が豊富な臨床薬剤師やその経験者が圧倒的に多く，ディテーリング活動は，専門薬剤師のミッションの1つとして重要視されている．そのほか，医師，看護師など様々な医療関係者がディテーラーとして活動している（図1.8）．

1-3　章末問題

1. 情報リテラシー能力が高い人の要素をあげなさい．
2. 医薬品情報提供を行う法的根拠を2つあげなさい．
3. コンプライアンスとアドヒアランスの違いについて述べなさい．
4. コンコーダンスとシェアード・ディシジョン・メイキングの共通点を述べなさい．
5. リスクコミュニケーションにとって基本方針として重要なことを3つあげなさい．
6. アカデミック・ディテーリング活動で重要なことは何か．

●だけどね…（理想と現実のギャップ）

なべ君 ：薬剤師にとって，臨床の現場で医薬品情報って本当に必要なんですか？　ただでさえ調剤業務で忙しいのに．

みちこ先生 ：だけどね，患者さんに適正な医療や薬物治療を行う上で，その情報を集めて，評価して，患者さんにきちんと伝えることが大事ですよね．そのためには情報を効果的かつ効率的に活用する力である情報リテラシー能力を高める必要があります．これから，薬剤師として活動していく上で，臨床の現場などで，医薬品情報を役立てることができるように学んでいくことは重要ですよ．

最近は，患者さんやほかの医療スタッフと情報共有した上で，治療の決定が行われること（シェアード・ディジジョン・メイキング）が基本になってきています．そのため，ここでは，医療人として，医療や医薬品情報に対する取り組みや考え方について学びます．

第2章 医薬品の名称

　ヒトに個々の顔や名前があるように，医薬品にも構造式や名称がある．医薬品の場合，1つに対して複数の名称が存在するため，それぞれがどのような意味をもつか，またその位置付けや関連性を理解することが大切である．名称は，医薬品情報の基本事項であり，名称を理解することは情報を調べる上で必須となる．この章では，主に医療用医薬品の名称に関する内容を扱うが，医薬品の命名法，薬効分類及びステム等を（構造式と名前を関連付けて）学習する．

2-1　一般名

2-1-1　INN と JAN

　INN（International Nonproprietary Name）とは，WHO（世界保健機関）が個々の医薬品に対して付ける単一の国際一般名である．INN は，国際的に共通の名称と認識されており，"nonproprietary（非独占の）"の単語が意味するように，誰もが使用することができる名称である．各国語に翻訳された INN が，その国の医薬品名として使用されており，日本では JAN（Japanese Accepted Name），米国では USAN（US Adopted Name）そして英国では BAN（British Approved Name）である．

　JAN は，「医薬品一般的名称」あるいは「日本の医薬品一般名称」（以下，一般名）と呼ばれており，現在では原則として INN を日本語訳した名称に基づいて，医薬品医療機器総合機構の医薬品名称専門協議において審議され，厚生労働省により決定される．しかし，JAN の中には，ごく少数ではあるがアセトアミノフェンやアドレナリンなどのように，INN とは異なる名称（それぞれ paracetamol（パラセタモール）や epinephrine（エピネフリン））のものもある．

　JAN を用いた医薬品の検索ツールに「日本医薬品一般名称データベース」（図2.1）がある．これは，国立医薬品食品衛生研究所が管理しているデータベースであり，医薬品一般名称（日本名及び英名），日本薬局方収載状況，構造式，化学名，分子式，分子量，CAS 登録番号を検索することができる．このデータベースには3,368品目の医薬品が収載されている（2016年12月現在）．

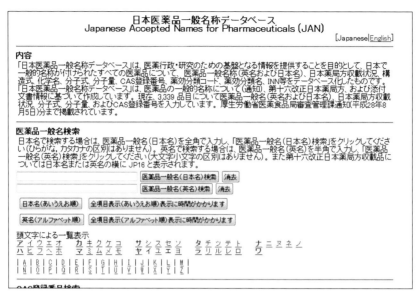

図 2.1　日本医薬品一般名称データベースのウェブ画面
（http://jpdb.nihs.go.jp/jan/Default.aspx）

2-1-2　添付文書における一般名と販売名

　医薬品の名称には，一般名，販売名，化学名，薬局方名などがあるが，臨床の場で多く使用されるものに一般名と販売名があげられる．販売名とは，製薬企業が独自に販売した医薬品について，決定することができる名称である．つまり，製造販売業者によって商標登録された名称であり，ブランド名ともいわれている．商標とは，事業者が自社製品と他社製品とを区別するために使用するマーク（識別指標）のことであり，マークの右上に®（registered trademark）を付けることが多い．また，販売名にはその由来があり，医薬品のインタビューフォームに記載されている（表2.1）．通常，学生が大学などの教育機関において医薬品の名称を学ぶ場合，一般名で学習することが多いが，臨床の現場で使用されている医薬品の名称は販売名が多いのが現状である．一般名は医薬品の有効成分の名称であり，販売名は製造販売業者が販売している商品の名称である．

　近年，国内では後発医薬品の使用を推進する傾向にあり，医薬品名を一般名で記載する処方せんが増えている．

　例として，実際の添付文書の記載及び製剤シートを示す（図2.2，図2.3）．

一般名：カンデサルタン シレキセチル

日本薬局方名：カンデサルタン シレキセチル錠

商標：ブロプレス®

販売名：ブロプレス®錠2（4，8，12）「タケダ」

**2014年 6 月 改訂（第23版）
*2013年 3 月 改訂

持続性アンジオテンシンⅡ受容体拮抗剤
処方箋医薬品[注]

日本標準商品分類番号　872149（錠2,4,8,12）
日本標準商品分類番号　872179（錠2,4,8）

日本薬局方 カンデサルタン シレキセチル錠
ブロプレス®錠 2
ブロプレス®錠 4
ブロプレス®錠 8
ブロプレス®錠 12
「タケダ」
BLOPRESS® Tablets 2, 4, 8 & 12

貯　法：室温保存
使用期限：外箱に表示の使用期限内に使用すること。
（使用期限内であっても開封後はなるべく速やかに使用すること。）

	承認番号	薬価収載	販売開始
2	21100 AMZ 00262	1999年5月	1999年6月
4	21100 AMZ 00263	1999年5月	1999年6月
8	21100 AMZ 00264	1999年5月	1999年6月
12	21100 AMZ 00265	1999年5月	1999年6月

効能追加（錠2,4,8のみ）	2005年10月
再審査結果	2011年12月

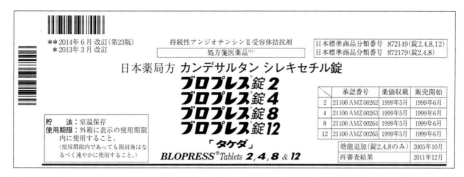

図 2.2　添付文書に記載されているカンデサルタン シレキセチルの一般名及び販売名

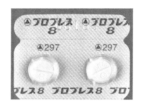

図 2.3　ブロプレス®錠 8 の PTP シート

2-1-3　医薬品の命名法

JAN は，原則として INN を日本語訳した名称である（2-1-1 参照）．しかし，塩類や水和物などの医薬品にあっては，INN は医薬品の活性本体に対して命名しているのに対し，JAN は医薬品原体に対して命名しており，その扱いが異なっていることに注意する必要がある．

一方，平成 18（2006）年の第 15 改正日本薬局方では医薬品の日本命名法に関する変更がなされ，この変更に伴い，JAN もこれに準ずる形となった．表 2.1 に，第 15 改正日本薬局方における命名法をまとめた．

医薬品の販売名等の類似性に起因した医療事故を防止するための対策として，「医療用後発医薬品の販売名の命名に関する留意事項」が平成 17（2005）年に厚生労働省より通知され，一般的名称を基本とした命名をする際の取り扱いとして，次のような項目順に記載することの周知が図られた．

販売名：（含有する有効成分に係る一般名）（剤型）（含量）（会社名または屋号等）

図 2.4 に，カンデサルタン シレキセチルを例に販売名を記載する．

カンデサルタン OD 錠 2mg「サワイ」

（一般名）（剤型）（含量）（会社名）

2-2　化学名（命名法）と組成・性状

医薬品は薬である前に，化合物である．つまり，化合物の理化学的情報を利活用できること

表 2.1　第 15 改正日本薬局方に基づく医薬品の命名法（一部抜粋）

条件	命名形式	例
アミン誘導体の無機酸塩または有機酸塩の場合	○○○＊＊＊塩	アクラルビシン塩酸塩
医薬品の活性本体が四級アンモニウムであり，その無機塩が医薬品の場合	○○○＊＊＊化物	アンベノニウム塩化物
活性本体がアルコール誘導体であり，そのエステル誘導体が原薬である場合	○○○＊＊＊エステル	ヒドロコルチゾン酪酸エステル
活性本体がカルボン酸誘導体であり，そのエステル誘導体が原薬であり，かつエステル置換基の短縮名が INN で定められている場合	カルボン酸誘導体名（○○○）スペース エステル置換基名（△△△） ⇒○○○　△△△	セフロキシム　アキセチル
水和物の場合	○○○水和物	アンピシリン水和物
活性本体の包接体[*]が原薬の場合	ゲスト活性体（○○○）スペース ホスト化合物（△△△） ⇒○○○　△△△	アルプロスタジル　アルファデクス

[*] 包接体：分子レベルで空間をつくることができる分子（ホスト）が別の分子（ゲスト）を取り込んだ化合物（下図：イメージ）

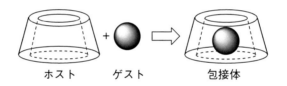

図 2.4　カンデサルタン シレキセチル口腔内崩壊錠の添付文書

は，医薬品を適正に使用する上で必須であり，臨床現場において薬剤師に求められることの1つである．この理化学的情報は，医薬品の添付文書中の記載項目の1つである【有効成分に関する理化学的知見】として記されている．化合物の命名法は，国際純正及び応用化学連合（IUPAC: International Union of Pure and Applied Chemistry）が一定の規則性を持って提言している．いわゆる，IUPAC 命名法である．この命名法に従い，医薬品の化学名が付けられている．カンデサルタン シレキセチルの場合の IUPAC 名は，(1*RS*)-1-(Cyclohexyloxycarbonyloxy) ethyl 2-ethoxy-1-{[2'-(1*H*-tetrazol-5-yl) bip henyl-4-yl] methyl}-1*H*-benzo [*d*] imidazole-7-carboxylate である．ちなみに，カンデサルタン シレキセチルは一般名称（JAN）であり，原薬がカルボン酸のエステル誘導体であるため，カンデサルタンがカルボン酸誘導体名でシレキセチルがエステル置換基名である．

また，医薬品の組成・性状として，分子式や分子量そして，結晶形や溶解度に関する項目等が添付文書に記載されている（図 2.5）．

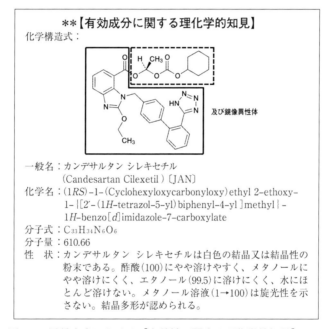

図 2.5　添付文書における【有効性に関する理化学的知見】
　　　　実線部分：カンデサルタン，破線部分：シレキセチル基

2-3　医療用医薬品の添付文書における薬効分類

2-3-1　国内における分類

日本標準商品分類（JSCC: Japan Standard Commodity Classification）は，総務省が統計調査の結果を商品別に表示する場合の統計基準として設定されたものである．この分類は，大分類，中分

類,小分類,細分類,細々分類,6行分類で構成されており,6桁の数字が配列されている.医薬品の薬効分類にもこのJSCCが適用されている.頭の2桁の87が医薬品を示し,それ以下が小分類となり,医薬品の薬効分類となる(表2.2).

表2.2 医療用医薬品の薬効分類(小分類)

1. 神経系及び感覚器官用医薬品
2. 個々の器官系用医薬品
3. 代謝性医薬品
4. 組織細胞機能用医薬品
5. 生薬及び漢方処分に基づく医薬品
6. 病原生物に対する医薬品
7. 治療を主目的としない医薬品
8. 麻薬

この分類番号は添付文書にも記載されるもので,具体例を用いて解説する.
カンデサルタン シレキセチルには2つの日本標準商品分類番号(872149と872179)が付いている(表2.3).これは,2種類の効能・効果があることを意味する.大分類から細分類までは共通しており,下2桁が異なっていることがわかる.49の方は,細々分類が血圧降下剤,6行分類が,その他の血圧降下剤に分類されている.一方,79はそれぞれ,血管拡張剤,その他の血管拡張剤となっている.

表2.3 カンデサルタン シレキセチルの日本標準商品分類番号

日本標準商品分類番号		872149(錠2, 4, 8, 12)	872179(錠2, 4, 8, 12)
(8)	大分類	生活・文化用品	
87	中分類	医薬品及び関連製品	
872	小分類	個々の器官系用医薬品	
8721	細分類	循環器用薬	
87214	細々分類	血圧降下剤	87217 血管拡張剤
872149	6行分類	その他の血圧降下剤	872179 その他の血管拡張剤

2-3-2 海外における薬効分類

ATC(Anatomical Therapeutic Chemical Classification System)分類とは,WHOが管理している医薬品の分類法であり,日本語では,解剖治療化学分類法と訳されている(表2.4).WHOのホームページ(図2.6)では,この分類(ATCコード)を用いた医薬品情報検索が可能である.ATCコードとは,ATC分類により個々の医薬品に付けられたコードであり,7文字の英数字で構成されている.さらにこのホームページでは,医薬品の一般名でも検索が可能であるが,WHOではINNを用いているため,JANを入力しても検索できない場合がある.塩類や水和物などの医薬品では,INNは医薬品の活性本体に対して命名しているのに対し,JANは医薬品の原体

第 2 章　医薬品の名称　**19**

表 2.4　ATC 分類

A：消化管及び代謝	L：抗悪性腫瘍薬，免疫調節剤
B：血液及び血液を生成する器官	M：筋骨格系
C：循環器系	N：神経系
D：皮膚科用薬	P：駆虫剤，殺虫剤及び忌避剤
G：泌尿生殖器系及び性ホルモン	R：呼吸器系
H：全身性のホルモン調節剤	S：感覚器系
（性ホルモンとインスリンを除く）	V：その他
J：全身性の抗感染症薬	

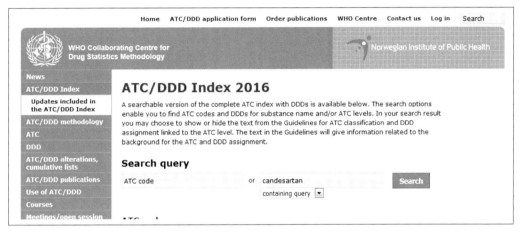

図 2.6　WHO の ATC/DDD Index のウェブページ
（http://www.whocc.no/atc_ddd_index/）

に対して命名しているからである（2-1-3 参照）．実際に，ブロプレス®錠の一般名である candesartan cilexetil（JAN）で検索すると，"No match found. Please try again." と表示される．そのため，このデータベースを使用する際は JAN ではなく INN を用いる必要がある．

以下に candesartan の ATC コードの検索手順を示す．

1. candesartan で検索すると，"candesartan" を含む以下の 3 種類がヒットする．

    C09CA06　candesartan

    C09DB07　candesartan and amlodipine

    C09DA06　candesartan and diuretics

2. 3 種類のうち C09CA06 が目的の医薬品であり，C09DB07（カンデサルタンとアムロジピン）と C09DA06（カンデサルタンとジウレティクス）は合剤であることがわかる．

3. C09CA06 の表示をクリックすると表 2.5 のような階層が提示される．

　1st level は解剖学的部位を対象とした分類であり，その対象部位のアルファベットの頭文字が付けられている．カンデサルタンでは，CARDIOVASCULAR SYSTEM（循環器系）の "C" である．

表2.5 カンデサルタンのATCコード

1st level （解剖学的メイングループ）	C	CARDIOVASCULAR SYSTEM
2nd level （治療的サブグループ）	C09	AGENTS ACTING ON THE RENIN-ANGIOTENSIN SYSTEM
3rd level （薬理学的サブグループ）	C09C	ANGIOTENSIN II ANTAGONISTS, PLAIN
4th level （化学的サブグループ）	C09CA	Angiotensin II antagonists, plain
5th level （化学物質（成分））	C09CA06	candesartan

　WHOでは，3rd levelと4th levelは，薬理学的/化学的/サブグループと分類しており，医薬品によっては同じ名称が使用されることがあり，カンデサルタンはその1例である．3rd levelと4th levelのこの分類において，異なる名称が用いられている例として，メトホルミンをあげる（表2.6）．

表2.6 メトホルミンのATCコード

1st level	A	ALIMENTARY TRACT AND METABOLISM
2nd level	C09	DRUGS USED IN DIABETES
3rd level	C09C	BLOOD GLUCOSE LOWERING DRUGS, EXCL. INSULINS
4th level	C09CA	Biguanides
5th level	C09CA06	metformin

　この検索では，ATC / DDD Indexと記載されているとおり，ATC分類だけでなく，主な適応症に対する一般的な成人1日あたりの投与量（DDD : defined daily dosage）や投与方法などの情報も得ることができる．

2-4　ステム（stem）

　WHOが個々の医薬品に対して付ける単一の国際一般的名称がINNであることは既に述べた．そのINNでは，医薬品の化学構造，薬理作用そして生体内標的物質などに関連する共通のステム（stem）を付けることとしている．たとえば，カンデサルタン シレキセチルは - サルタン（-sartan）がステムであり，これはアンジオテンシンII受容体拮抗薬を意味している．
　代表的な高血圧治療薬のステムとその構造式を示す（表2.7, 図2.7）．
　このように，ステムは医薬品を一定の規則をもって分類しているだけでなく，ステムを知ることで，医薬品の構造や薬理作用などその特徴を把握することができる．

表2.7 代表的な高血圧治療薬のステム

	医薬品例	ステム
アンジオテンシン変換酵素阻害薬	エナラプリルマレイン酸塩 カプトプリル	- プリル -pril
アンジオテンシンⅡ受容体拮抗薬	カンデサルタン　シレキセチル オルメサルタン　メドキソミル	- サルタン -sartan
カルシウムチャネル拮抗薬	アムロジピンベシル酸塩 ニフェジピン	- ジピン -dipine
β受容体遮断薬	アテノロール ビソプロロールフマル酸塩	- ロール -olol
利尿薬	フロセミド トラセミド	- セミド -semide

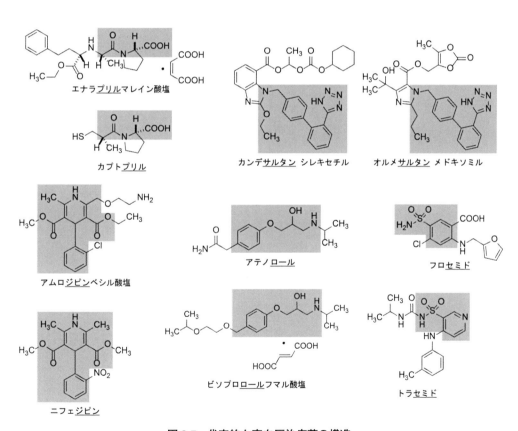

図2.7 代表的な高血圧治療薬の構造

　これまで述べてきたとおり，1つの医薬品には複数の名称があり，それぞれの名称には意味がある．医薬品の名称は，その構造や薬理作用につながっており，名称を理解することで，医薬品の性質を把握することが可能となる．

最後に，カンデサルタン シレキセチルを例として，医薬品の名称に関する内容を表2.8にまとめた．

表2.8　カンデサルタン シレキセチル錠の名称に関する項目

INN	Candesartan
JAN	Candesartan Cilexetil（英名） カンデサルタン　シレキセチル（日本名）
販売名	ブロプレス®錠2, 4, 8, 12
由来	ブロ：ブロック（BLOCK） ブロプレス：血圧（BLOOD PRESSURE） つまり，アンジオテンシンⅡ（AⅡ）受容体部位に作用し，AⅡをブロックすることによって血圧を下降させる薬剤．
化学名	（1RS）-1-（Cyclohexyloxycarbonyloxy）ethyl 2-ethoxy-1-{［2'-（1H-tetrazol-5-yl）biphenyl-4-yl］methyl}- 1H-benzo［d］imidazole-7-carboxylate
ステム	アンジオテンシンⅡ受容体拮抗薬：-sartan

2-5　章末問題

次の記述について，正しければ○，誤っていれば×で答えなさい．

1. INNとは，WHOが個々の医薬品に対して付ける単一の国際一般名のため，INNを使用する際はWHOの許可が必要である．
2. JANは一般名であり，INNを日本語訳したものである．
3. 医薬品の販売名は自社製品であれば，医薬品製造販売業者が独自に付けることができる．
4. 医薬品の名称は，一般名や販売名の他，化学名があり，IUPAC命名法で一定の規則で付けられる．
5. 本邦における医薬品の薬効分類は，総務省が日本標準産業分類の統計基準で分類している．
6. 医療用後発医薬品の販売名の命名では，医療事故防止のため，（一般名）（剤型）（含量）（会社名等）の順に命名することが推奨されている．
7. JANは，医薬品の活性本体に対しての名称である．
8. 医薬品情報を検索する際，JANを用いれば，欧米での情報も検索することができる．
9. WHOは医薬品を分類するためのステムを定めており，原則として，そのステムを用いて医薬品のINNを命名する．
10. 以下に構造式を示した医薬品のIUPAC名は，4-chloro-2-［(fran-2-ylmethyl) amino］-5-sulfamoylbenzoic acidである．

[構造式]

●だけどね…（理想と現実のギャップ）

なべ君　　：みちこ先生，臨床現場では，カルテや処方せんに記載がある医薬品の名称は商品（販売）名が多いですよね．せっかく学生の時に，一般名で勉強したのにあまり役に立っていないと思います！

みちこ先生：だけどね，医薬品の一般名に意味があることはわかってもらえましたか？医薬品の名称をとおして，その構造，薬理作用や副作用を理解する手助けにもなります．また，このところ，後発医薬品の使用を増やすために，一般名での処方が増えてきていますよね．また，医薬品情報は海外からの情報も重要です．グローバルスタンダードの治療や医薬品情報を調べる際，英語の論文や添付文書には医薬品名は一般名（INN）で書かれているので，一般名を勉強することは大切ですよ．

第3章
医薬品の開発から承認までの情報

1つの新規医薬品が世の中に出るまでには多大な時間と費用がかかる．医薬品の開発から承認まで，様々な試験が行われ，有効性，安全性及び品質の評価が行われる．その過程とその間に発生する情報，またそれに関連した試験の管理や体制についても学習する．

3-1 新規医薬品開発の基本的な流れと薬事規制

現在，1つの新規医薬品を研究・開発し，厚生労働省から許可・承認を得るまでには，およそ9～17年の歳月と300～1,000億円の費用がかかるといわれている．その過程は大まかに基礎研究，非臨床試験，臨床試験（治験）の研究・開発段階がある．その後，承認申請と審査，薬価収載と販売の許可・認可の段階があり，医薬品として世の中で流通・販売される．医薬品はヒトに投与される臨床試験段階から発売されるまではもちろん，発売後も医薬品，医療機器等の品質，有効性及び安全性の確保等に関する法律の規制を受け（図3.1），情報の開示が求められている．その情報として，新規医薬品の有効性・安全性情報や申請資料概要や審査報告書などが公開されている．

3-1-1 基礎研究から非臨床試験まで

基礎研究では，医薬品のモトとなる新規物質の探索や合成が行われる．化合物ライブラリーの作成または標的分子の探索を行い，これらの情報を用いて化合物のスクリーニングを実施する．これにより，新規医薬品となりえる候補（リード）化合物を見つけ出す．このリード化合物に対して，標的分子との構造活性相関を考慮した多様な修飾を行い，標的分子に対するリード化合物の周辺化合物を複数合成する．このようにして合成された化合物を動物に対して投与し，その有用性と安全性を検証する試験が，非臨床試験である．非臨床試験はGLP（Good Laboratory Practice：医薬品の安全性に関する非臨床試験の実施の基準）に従い，以下の主要な4種類の試験を行うことが義務づけられている（表3.1 p.27）．GLPとは，動物実験などのうち，医薬品，医療機器，化学物質などの承認申請のために行われる，安全性に関する非臨床試験実施における「試験実施規範」のことであり，毒性データを公的に通用させるために，準拠すべき試験実施規範を定め，対象となる被験物質の安全性に関する各種非臨床試験データの信頼性（再現性と客観性）の確保を図ることを目的としているものである．特に毒性試験についてはすべて，GLPに

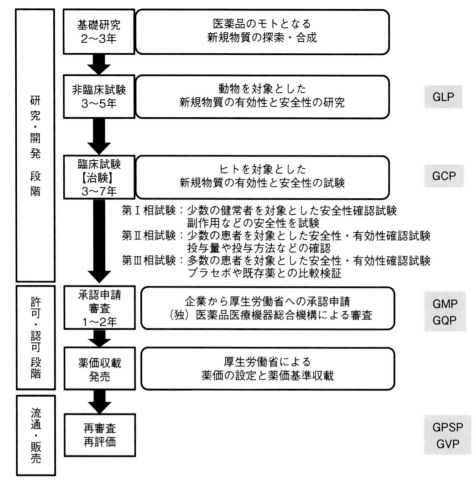

図 3.1 新規医薬品開発の基本的な流れ
GLP：Good Laboratory Practice, GCP：Good Clinical Practice, GMP：Good Manufacturing Practice, GQP：Good Quality Practice, GPSP：Good Post-marketing Study Practice, GVP：Good Vigilance Practice

基づいて実施され（表3.1），種々の試験が各段階で実施される（図3.2）．

現在では，多くの毒性試験がGLPに基づいて実施されているが，過去にはある毒性試験の提出が必要とされなかったものがあり，そのために薬害へと発展した事例がある．生殖発生毒性試験がこれに該当する．1958年，サリドマイド製剤が発売された当時，医薬品の承認にあたり，生殖発生毒性試験の試験成績の提出の必要はなかった．そのため，非臨床試験でサリドマイドによる生殖発生毒性試験が検討されず，その結果としてサリドマイドによる薬害へと発展していった．その後，1963年に「胎児に及ぼす影響に関するガイドライン」が，1967年に「医薬品の製造承認等の基本方針」が出され，医薬品の承認にあたり，生殖発生毒性試験の試験成績の提出が義務化された．

このように，医薬品開発と毒性は切り離すことができない非常に重要な問題である．表3.2（p.28）に，日本で発生した薬害事例を示す．薬害が起きるごとに，非臨床・臨床試験を含めた

表 3.1 非臨床試験の種類と内容

試験の種類	試験の内容
薬理学的試験	1. 薬効薬理試験 2. 安全性薬理試験
薬物動態試験	吸収・分布・代謝・排泄（ADME） 薬物動態学的相互作用
毒性試験	1. 一般毒性試験 　① 単回投与毒性試験 　② 反復投与毒性試験（亜急性，慢性毒性） 2. 特殊毒性試験 　① 生殖・発生毒性試験　　④ 依存性試験 　② 遺伝毒性試験　　　　　⑤ その他の試験 　③ がん原性試験
製剤化試験	安全性試験 　① 長期保存試験 　② 加速試験 　③ 苛酷試験

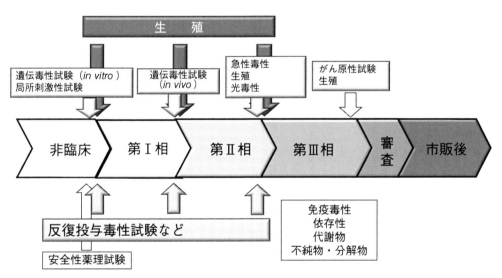

図 3.2　毒性試験の実施時期

法整備が進み，安全対策が強化されてきた．

　以下は動物試験では確認されなかった副作用がヒトで発現した事例である．

事例 1（第 I 相試験）：慢性リンパ球白血病治療薬として開発されたスーパーアゴニスト抗体

　2006 年，英国において，初回投与時，8 名の被験者に投与し，呼吸困難，ショック，多臓器不全が起こり，そのうち 2 名が危篤，1 名が指を切断する事態となった．

事例 2（第 I 相試験）：痛みと気分障害に対するカンナビノイドの開発

　2016 年，フランスにおいて，単回投与では，100 mg / 日までの安全性を確認．反復のコホー

表3.2 日本の薬害事例

年	薬剤等	内容
1961	サリドマイド (鎮静・催眠薬)	妊娠中に服用した母親から,手足などに奇形を持った子供が生まれた (日本だけでも 1,000 人以上と推定)
1972	クロロキン (抗炎症薬)	視力障害(被害者 1,000 人以上)
1983	非加熱血液製剤 (血液凝固因子補充)	日本の血友病患者等が HIV に感染(被害者 5,000 人)
1993	ソリブジン (帯状疱疹治療薬)	フルオロウラシル系抗がん剤の併用により 15 人が死亡
2002	フィブリノゲン製剤 (血液凝固因子補充)	出産や手術時の止血目的で投与された患者が C 型肝炎ウイルスに感染 (被害者 10,000 人以上と推定)

トでは,20 mg/日の 10 日間投与まで安全性を確認.最後のコホートとして 50 mg/日を 10 日間投与する予定だった.8 症例のうち 1 名が 5 日目の投与で体調不良となり,その後,昏睡,脳死状態となり最終的に死亡となった.

3-1-2 臨床試験(治験)

臨床試験と治験は同じものではない.患者や健常人といったヒトを対象とした試験を一般に「臨床試験」といい,その中で厚生労働省が承認する前の医薬品候補物質(以下,治験薬)を患者や健常人に投与し,有効性や安全性を確認する試験のことを「治験」と呼んでいる.つまり,治験は臨床試験の一部である.国内における臨床試験の実施にあたっては,ICH(The International Conference on Harmonisation of Technical Requirements for Registration of Pharmaceuticals for Human Use:日米 EU 医薬品規制調和国際会議)によって制定された,治験・臨床試験の遂行に関する国際基準である,ICH E6 ガイドラインを遵守しなければならない.この ICH E6 ガイドラインが,GCP(Good Clinical Practice)ガイドラインである.厚生労働省は,GCP ガイドライン等に基づき「臨床試験の一般指針」をまとめた.その指針では,臨床試験の実施時期及び目的によって試験の種類を 4 つに分類している(表3.3).

治験のプロセスとして,第Ⅰ相試験,第Ⅱ相試験,第Ⅲ相試験そして第Ⅳ相試験が設定されている.また,現在の臨床試験(治験)実施には,ヘルシンキ宣言を科学的・倫理的基盤とし,次の 3 項目が必須とされている.

1) 科学的・倫理的に適正な配慮を記載した試験実施計画書を作成すること.
2) 治験審査委員会で試験計画の科学的・倫理的な適正さが承認されること.
3) 被験者に,事前に説明文書を用いて試験計画について十分に説明し,治験への参加について自由意思による同意を文書に得ること.

・第Ⅰ相試験

第Ⅰ相試験は,治験薬を初めて人に投与する試験であり,通常,健常人で実施する臨床薬理試

表3.3 目的による臨床試験の種類

臨床試験の種類	臨床試験の目的	臨床試験の例
臨床薬理試験	・忍容性評価 ・薬物動態，薬力学的検討 ・薬物代謝と薬物相互作用の探索 ・薬理活性の推測	・忍容性試験 ・単回投与及び反復投与の薬物動態，薬力学試験 ・薬物相互作用試験
探索的試験	・目標効能に対する探索的使用 ・次の試験のための用法用量の推測 ・検証的試験のデザイン，エンドポイント，方法論の根拠を得ること	・比較的短期間の，明確に定義された限られた患者集団を対象にした代用もしくは薬理学的エンドポイントまたは臨床上の指標を用いた初期の試験 ・用量反応探索試験
検証的試験	・有効性の証明/確認 ・安全性プロフィールの確立 ・承認取得を支持するリスク・ベネフィット関係評価のための十分な根拠を得ること ・用量反応関係の確立	・有効性確立のための適切でよく管理された比較試験 ・無作為化並行用量反応試験 ・安全性試験 ・死亡率/罹患率をエンドポイントにする試験 ・大規模臨床試験 ・比較試験
治療的試験	・一般的な患者または特殊な患者集団及び（または）環境におけるリスク・ベネフィットの関係をより確実にすること ・より出現頻度の低い副作用の検出 ・用法・用量をより確実にすること	・有効性比較試験 ・死亡率/罹患率をエンドポイントにする試験 ・付加的なエンドポイントの試験 ・大規模臨床試験 ・医療経済学的試験

（臨床試験の一般指針より）

験である．その目的は，初期の安全性及び忍容性の推測，薬物動態そして薬力学的な評価を行うことであり，この段階では通常，治療効果をみることをしない．ただし，抗がん剤の場合は毒性が強い薬であることが多く，健常人の健康を害してしまう可能性があるため，第Ⅰ相試験からがん患者を対象に行われる．

・第Ⅱ相試験

　第Ⅱ相試験は，治験薬を少数の患者に対して投与し，治療効果の有効性や安全性を検討する試験で，探索的試験といわれており，ランダム化比較試験が実施される．ここでの主な目的は，治験薬の適応疾患に対する用量－反応関係を検討し，これをもとに第Ⅲ相試験で行われる試験の用法・用量を決定することである．また，投与方法の確認といった治療方法や対象患者群（軽症例か重症例かなど）を評価することもこの段階での目的の1つである．

・第Ⅲ相試験

　第Ⅲ相試験は，多くの意図した適応疾患や対象患者群に対して治験薬を投与し，治療上の利益を証明または確認することを目的とした，検証的試験である．この試験は，治験薬が有効で安全

であるという第Ⅱ相試験で蓄積された予備的な証拠を検証できるようにデザインされており，承認のための適切な根拠となるデータを得ることを意図している．試験方法としては，プラセボや既存薬との比較対照試験が実施され，このときには二重盲検法やランダム化割り付けなどの手法がとられる．

・第Ⅳ相試験

第Ⅳ相で実施される試験は，医薬品の承認後に始まる．それ以前に医薬品の安全性，有効性が示され，用量が設定されてはいるが，治療的使用での試験はさらにそれ以上の知見を得るためのものである．表3.3の治療的試験は，治験薬が承認された後の，医薬品としての使用状況の調査や試験が該当する．

臨床試験に関する情報を登録したデータベースとして，（財）日本医薬情報センターやUMIN臨床試験登録システムのホームページがあり，対象疾患名，試験進捗状況，試験のフェーズなどいろいろなキーワードを用いて臨床試験情報を検索することができる（下記URL参照）．
（財）日本医薬情報センター：http://www.clinicaltrials.jp/user/cteSearch.jsp
UMIN臨床試験登録システム：https://upload.umin.ac.jp/cgi-open-bin/ctr/index.cgi?function=02

・臨床試験の管理・支援体制

1) CRO, CRA, SMO, CRC

臨床試験（治験）を実施する際，臨床試験依頼者（製薬企業）は医療機関にその依頼を行うが，実際には，製薬企業から依頼・委託を受けたCRO（Contract Research Organization：開発業務受託機関）が製薬企業の支援を行い，治験を進めていく（図3.3）．このとき，実際に治験がきちんと行われているかをCRA（Clinical Research Associate：治験モニター）がチェックする．CRAはCROや製薬企業内に所属しており，CROに所属している場合は，製薬企業へ派遣される．一方，治験の依頼を受けた医療機関はSMO（Site Management Organization：治験施設支援機関）と契約し治験を進めていく．このとき，SMOからCRC（Clinical Research Coordinator：治験コーディネーター）が医療機関に派遣され，CRCが治験業務を支援する（CRCがSMOに所属している場合）．CROは製薬企業側の立場で，SMOは医療機関側の立場でそれぞれ治験を支援している．CROの業務内容には，臨床試験依頼，臨床試験のモニター・監査，データマネジメント・統計処理，製造承認申請などがあり，SMOの業務内容には，臨床試験の実施準備や実施支援，症例報告書の作成支援，被験者の対応やケアなどがある．

2) 治験審査委員会

治験実施にあたり，治験を実施する医療機関の長は，治験を行うことの適否その他の治験に関する調査審議を行わせるため，実施医療機関ごとに治験審査委員会（IRB：Institutional Review Board）を設置しなければならない．ただし，医療機関の規模が小規模などの理由で，その中に設置できない場合は別途規定があり，第三者機関のIRBで審議を行うことができる．

IRBは，治験が科学的・倫理的に正しく実施できているかを審査する委員会であり，医薬品の開発に携わる医師，製薬企業等から独立した第三者機関である．また，患者（被験者）の人権保

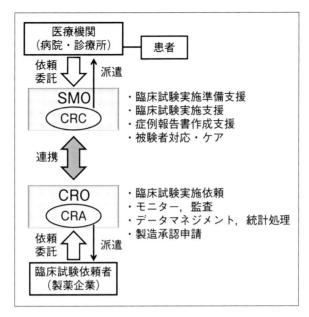

図3.3 臨床試験実施における，医療機関と臨床試験依頼者及びその委託企業との連携

SMO：Site Management Organization
CRC：Clinical Research Coordinator
CRO：Contract Research Organization
CRA：Clinical Research Associate

護と安全の確保及び福祉向上の観点から治験内容等を公正に審議する責務を負っている．
　そのため，IRBは次の要件を満たしていなければならない．
・治験について倫理的及び科学的観点から十分に審議を行うことができること．
・5人以上の委員からなること．
・委員のうち，医学，歯学，薬学その他の医療または臨床試験に関する専門知識を有する者以外の者が加えられていること．
・委員のうち，実施医療機関との利害関係を有しない者が加えられていること．
・委員のうち，治験審査委員会の設置者と利害関係を有していない者が加えられていること．

　IRBの審議内容として，次のことがあげられる．
〈治験開始前〉　　　　　　　　　　　　　〈治験中〉
　・治験の計画は科学的かどうか？　　　　・治験が正しく実施されているか？
　・医療機関が治験を計画通り実施できるか？・安全性に問題がないか？
　・患者の人権・安全・福祉が守られているか？・治験を継続して大丈夫か？　など
　・患者の治療に不利益にならないか？　など

　また，IRBは，IRBの手順書，委員名簿，審査の内容・結果を公表することが規制法で義務づけられており，その情報はウェブサイトやIRB事務局で公表されている．

IRBの情報公開については下記URLを参照．
PMDAウェブサイト　IRBの情報公開について：https://www.pmda.go.jp/review-services/trials/0008.html

3-1-3　新薬申請と承認

医薬品の承認申請のための技術的要件としては，国際共通化資料であるコモンテクニカルドキュメント（CTD：Common Technical Document）があり，これはICHにより三地域間（日米EU）で合意された国際基準である．このCTDに基づき，製薬企業が新規医薬品を厚生労働省へ申請する際は，独立行政法人医薬品医療機器総合機構（以下，PMDA：Pharmaceuticals and Medical Devices Agency）へ書類を提出することになっている．また，厚生労働省へ提出する資料には，CTDに加え表3.4に示す資料を提出しなければならない．これは，CTDの対象外の資料であり，当該地域に特異的な資料として提出しなければならないものである．以下に示すように，CTDは第1部（モジュール1）から第5部（モジュール5）の5つの部（モジュール）で構成されている．開発過程としては，第3部，第4部そして第5部の各試験結果に基づいて，第2部の品質，非臨床そして臨床の概括評価が行われ，最終的に，第1部の申請資料目次にまとめられる（図3.4）．

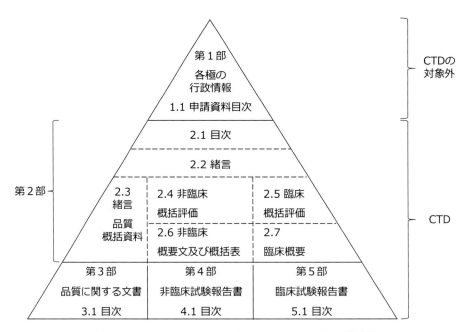

図3.4　コモンテクニカルドキュメント（CTD）の概念図

表 3.4 新規医薬品の承認申請に際し添付すべき資料

医薬品医療機器等法 施行規則第 40 条第 1 項で規定する資料	左欄資料の範囲
イ 起原又は発見の経緯及び外国における使用状況等に関する資料	1 起原又は発見の経緯 2 外国における使用状況 3 特性及び他の医薬品との比較検討等
ロ 製造方法並びに規格及び試験方法等に関する資料	1 構造決定及び物理的化学的性質等 2 製造方法 3 規格及び試験方法
ハ 安定性に関する資料	1 長期保存試験 2 苛酷試験 3 加速試験
ニ 薬理作用に関する資料	1 効力を裏付ける試験 2 副次的薬理・安全性薬理 3 その他の薬理
ホ 吸収,分布,代謝及び排泄に関する資料	1 吸収 2 分布 3 代謝 4 排泄 5 生物学的同等性 6 その他の薬物動態
ヘ 急性毒性,亜急性毒性,慢性毒性,遺伝毒性,催奇形性その他の毒性に関する資料	1 単回投与毒性 2 反復投与毒性 3 遺伝毒性 4 がん原性 5 生殖発生毒性 6 局所刺激性 7 その他の毒性
ト 臨床試験等の試験成績に関する資料	臨床試験成績

(平成 17 (2005) 年 3 月 31 日薬食発 0331015 号)

第 1 部:申請書等行政情報及び添付文書に関する情報(各地域に特異的な部分)
第 2 部:CTD の概要(サマリー)であり,次の 7 項目を含んでいる
　・目次　　　　　　　　　　・臨床に関する概括評価
　・緒言　　　　　　　　　　・非臨床試験に関する概要文及び概要表
　・品質に関する概括資料　　・臨床概要
　・非臨床に関する概括評価
第 3 部:品質に関する文書
第 4 部:非臨床試験報告書
第 5 部:臨床試験報告書

CTDの詳細な構成は次のとおりである．

第1部（モジュール1）：申請書等行政情報及び添付文書に関する情報

当該地域に特異的な申請書や添付文書が含まれる．このモジュールの内容及び様式については，当該規制当局が定めることができる．

第2部（モジュール2）：CTDの概要（サマリー）

CTDの概要（サマリー）に該当するモジュールであり，具体的には次の7項目を含んでいる．

- ・目次
- ・諸言
- ・品質に関する概括資料
- ・非臨床試験に関する概括評価
- ・臨床に関する概括評価
- ・非臨床試験の概要文及び概要表
- ・臨床概要
- 生物薬剤学試験及び関連する分析法
- 臨床薬理試験，臨床有効性
- 参考文献，個々の試験のまとめ

第3部（モジュール3）：品質に関する文書

医薬品の品質に関する資料を，「CTD―品質に関する文書の作成要領に関するガイドライン」（M4Q）に従って記載されたものであり，その構成は，目次，データまたは報告書（原薬，製剤，その他，各極の要求資料），参考文献となっている．

第4部（モジュール4）：非臨床試験報告書

規制当局に提出する承認申請のためにCTDの中で非臨床試験報告書の配列に関する指針を示すものである．その構成は目次，試験報告書及び参考文献であり，具体的な試験報告書としては，薬理試験，薬物動態試験及び毒性試験である．

第5部（モジュール5）：臨床試験報告書

医薬品承認申請のための総括報告書，その他臨床データ及び参考文献の配列に関する指針を示すものである．その構成は，目次，臨床試験一覧表，試験報告書及び関連情報そして参考文献である．その中で，試験報告書及び関連情報としては以下のものがある．

試験報告書：生物製剤学試験，ヒト生体試料を用いた薬物動態関連の試験，臨床薬物動態（PK）試験，臨床薬力学（PD）試験，有効性及び安全性試験，市販後の使用経験

関連情報：患者データ一覧表及び症例記録

また，新規医薬品の承認要件として，医薬品の製造管理・品質管理の基準であるGMP（Good Manufacturing Practice：医薬品の製造・品質管理基準）がある．GMPは，原薬の入手から医薬品の出荷，そして流通のすべての過程に適応されるものであり，製造業者が遵守すべき事項である．

実際に新規医薬品の製造販売の承認を受けるのは製造販売業者であり，製造販売業者は次の2つの基準を遵守しなければならない（図3.5）．

GQP：Good Quality Practice　医薬品，医薬部外品，化粧品及び再生医療等製品の品質管理の基準

GVP：Good Vigilance Practice　医薬品，医薬部外品，化粧品，医療機器及び再生医療等製品の製

第3章 医薬品の開発から承認までの情報　35

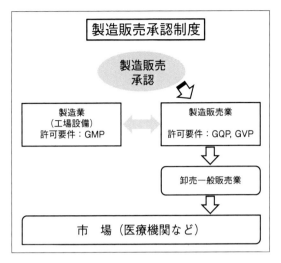

図3.5　医薬品の製造販売承認制度
（PMDA ホームページより）

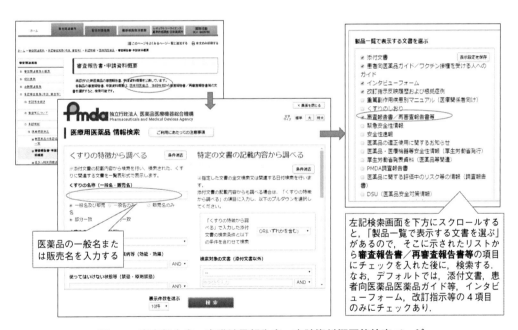

図3.6　審査報告書，審議結果報告書，申請資料概要等検索ページ
（PMDA ホームページより）

造販売後安全管理の基準．

厚生労働省より製造販売の承認を受けた医薬品は，その審査報告書，審議結果報告書そして申請資料概要等が公表され，PMDA のホームページから検索が可能である（図3.6）．
（審査報告書，申請資料概要検索 URL：http://www.pmda.go.jp/PmdaSearch/iyakuSearch/）

Column 公知申請

　欧米では使用が認められている医薬品であるが，日本国内では，医療上，必要性の高い医薬品にもかかわらず，未承認薬であったり承認されていない適応等の医薬品がある．このような医薬品について，厚生労働省は「医療上の必要性の高い未承認薬・適応外薬*検討会議」を設置しており，この会議において，学会や患者団体等から要望された医薬品に対し，医療上の必要性を評価するとともに，公知申請への妥当性を確認し，その報告書を作成している．この報告書に基づき，薬事・食品衛生審議会では，当該医薬品の事前評価を行い，事前評価が終了した段階で，薬事承認上，未承認または適応外等であっても，保険適用の対象となる．つまり，臨床試験の全部または一部を新たに実施することなく承認申請ができる．このような医薬品の承認申請方法を公知申請と呼ぶ（図3.7）．

＊適応外薬：医薬品として承認されている（薬価基準収載）が，当該適応については承認されていないもの．

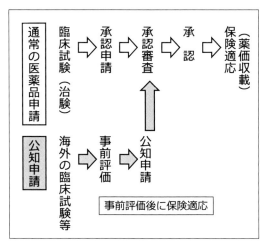

図3.7　公知申請の流れ

3-2　後発医薬品の承認申請

　後発医薬品は先発医薬品の再審査期間や特許期間が終了した後に，他の製薬企業から発売される，先発医薬品と有効成分や効能・効果などが同じ医薬品のことである．そのため，後発医薬品の承認申請の際は，非臨床試験と臨床試験（治験）を実施する必要がないが，生物学的同等性試験を実施しなければならない．従って，後発医薬品は先発医薬品に比べて研究開発に要する費用がほとんどかからないため，一般的に低価格である．ちなみに，既存の医薬品の有効成分と同一の効能・効果，適応症でありながら，化学構造が一部異なっている医薬品のことを改良型医薬品

と呼び，後発医薬品とは異なることに注意したい．
　先発医薬品との違いによる，後発医薬品の承認申請要件は以下のとおりである．
1. 先発医薬品の再審査期間（4〜10年，平均8年）が終了していること
2. 先発医薬品と同等の品質，生物学的同等性が確保されていること
　　（品質の同等性）
　　　　同一要件：有効成分，有効成分の含量，用法及び用量，効能及び効果
　　　　同等以上の要件：貯蔵方法，有効期間，品質管理のための規格及び試験方法
　　（生物学的同等性）
　　　　試験製剤と標準製剤のAUC及びC_{max}の対数値の平均値の差
　　　　⇒ 90％信頼区間：$\log(0.8)$ 〜 $\log(1.25)$
　　（その他の同等性）
　　　　放出制御機構などを有する物については，その機構が著しく異ならないこと
3. 薬効再評価の指定中の場合，再評価に係る資料が添付されていること
　以上の要件を満たす場合に，後発医薬品の申請が可能であり，以下の手順で厚生労働省に申請を行うが，申請書等の資料はPMDAへ提出する．後発医薬品の研究開発から薬価収載・発売までの期間は，先発医薬品の9〜17年に比べ非常に短期間（1〜数年）である（図3.8）．
　近年，化学合成医薬品とは異なる医薬品である，組換えDNA技術や細胞培養技術等を応用して製造される医薬品が登場してきている．いわゆるバイオテクノロジー応用医薬品（以下，先行バイオ医薬品）である．現在承認されている，先行バイオ医薬品には次のようなものがある．
・酵素（アルテプラーゼ，セベリパーゼアルファ）
・血清タンパク質（人血清アルブミン）
・ホルモン（インスリン ヒト，デュラグルチド）
・エリスロポエリン類（エポエチン ベータ ペゴル）
・サイトカイン類（ペグフィルグラスチム）
・抗体（メポリズマブ）　など

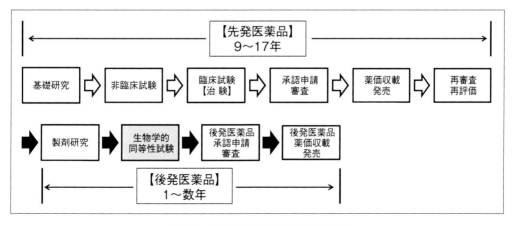

図3.8　後発医薬品の承認申請手順

表3.5 バイオ後続品とその他の後発医薬品の比較表

	バイオ後続品	後発医薬品 （バイオ後続品を除く）
分子構造	巨大かつ複雑	小さく単純
有効性・安全性	先行品とほぼ同じ	先発品と同じ
治験 （有効性・安全性を評価する試験）	必要	不要
開発費用・製造設備費用	高い（200～300億円） ＊先発品は1,000億円	低い（1億円程度） ＊先発品は300～1,000億円
先行品との価格差	大	小～大
薬価基準に収載されている品目数	34〈8成分〉 （平成28年9月末時点）	16,492 （平成29年2月1日時点）

（厚生労働省，バイオシミラーの現状について一部改訂）

　この先行バイオ医薬品にも後発品（以下，バイオ後続品）があり，バイオ後続品（バイオシミラー）は，既存の先行バイオ医薬品と同等/同質の品質，安全性，有効性を有する医薬品として，異なる製造販売業者より開発される医薬品のことである．一般にバイオ後続品は品質，安全性及び有効性について，先行バイオ医薬品との比較から得られた同等性/同質性を示すデータ等に基づき開発されている．しかしながら，この「同等/同質の品質」とは，先行バイオ医薬品に対して，バイオ後続品の品質特性がまったく同一であるということを意味しているわけではない．品質特性において，類似性が高く，かつ品質特性に何らかの差異があったとしても，最終製品の安全性や有効性に有害な影響を及ぼさないと科学的に判断できることを意味している．つまり，バイオ後続品の開発では，複数の機能部位から構成されるといった複雑な構造，生物活性，不安定性，免疫原性等の品質特性から，化学合成医薬品と異なり，先行バイオ医薬品との有効成分の同一性を実証することが困難な場合が少なくないのが現状である．従って，バイオ後続品の承認申請要件は後発医薬品（バイオ後続品を除く）の承認申請要件等，様々な点において異なっている（表3.5）．バイオ後続品の承認要件等については，厚生労働省より通知された「バイオ後続品の品質・安全性・有効性確保のための指針」を参照されたい．

3-3　章末問題

1. 新規医薬品の開発の流れの中で，適応される法制度について説明しなさい．
2. 臨床試験（治験）を実施する際，次の6者の関係性とその役割について説明しなさい．
   臨床試験依頼者，医療機関，SMO，CRO，CRC，CRA
3. 承認販売制度における，GMP，GQP及びGVPについて説明しなさい．
4. 先発医薬品と後発医薬品の承認申請の違いについて説明しなさい（バイオテクノロジー応用医薬品は除く）．

5. 患者の薬物治療に関わる医療人として，医薬品の開発から承認の過程で収集できる医薬品情報として，どのような情報を活用すべきか説明しなさい．

> **●だけどね…（理想と現実のギャップ）**
>
> なべ君 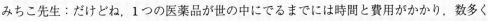：みちこ先生，現場の薬剤師が医薬品の開発過程を知っても意味がないんじゃないですか？添付文書の効能効果，用法用量，禁忌や重大な副作用の情報さえ知っていれば現場では使えるのではないのですか？
>
> みちこ先生 ：だけどね，1つの医薬品が世の中にでるまでには時間と費用がかかり，数多くの厳しい条件を乗り越えなければならないことは理解しましたね．それは医薬品の安全性や有効性を繰り返しチェックし信頼ある情報でなければならないからです．医薬品の開発過程の様々な情報から医薬品の効能効果や用法用量の根拠がどのような試験で得られたのか，またどういったプロセスで認められたのか，副作用はどのようなメカニズムで発生するかなどを知ることができ，臨床現場での有用な情報となります．それでも，市販前の情報は限られていますので，開発・承認過程で何がわかっているのか，市販後は何を見ていく必要があるのかを確かめることも大切です．そのためには，審査報告書やリスク管理計画（RMP）の資料を参考にしましょう．

第4章

市販後の制度と情報

市販後の制度と情報は，承認前に得られた安全性情報が不十分なために，それを補完または再検討するためにも必要である．市販後調査の3本柱である，副作用・感染症報告制度，再審査制度及び再評価制度を中心としたしくみとそれに関連した調査や試験，また，市販後の安全性情報にどのようなものがあるかその特徴についてもこの章で理解する．

4-1 市販後の制度

4-1-1 医薬品承認審査の限界

医薬品の使用条件は，承認前と承認後では大きな隔たりがある．承認前に行われる臨床試験では，対象となる患者数やその実施期間は限られており，対象患者には妊婦，子供，高齢者，また合併症の患者も原則除外される．医薬品の用量も固定され，その有効性と安全性を観察するために適正にモニターされ，ある一定期間フォローされる．評価項目としては，代用の評価項目が用

表 4.1　臨床試験（治験）における "5 toos"

5 toos	概　要	説　明
Too few	患者数が少ない	一般に治験は多くとも2,000名程度までの規模で実施される．決して十分な人数における検証が行われているわけではない．
Too simple	併用薬使用や合併症などの患者は除外	複雑な症例や他の薬を使用している場合などは治験への組み入れへの除外対象となるため，それらのエビデンスを得ることはできない．
Too brief	投与期間が短い	通常，治験は長くても1年程度の期間で実施されることが多いため，長期間使用した場合の安全性や有効性に関するエビデンスは不十分である．
Too median-aged	高齢者・小児は除外される	通常は20代から70代の年齢層で実施されるが，子供や80歳以上の高齢者は除外される．
Too narrow	対象疾患が限られる	発売されると，他の疾患を併発した人などにも使用されるが，それらのエビデンスを治験で得ることはできない．

（Rogers AS (1987) *Drug Intell Clin Pharm*. Nov; 21 (11), p915-920）

いられることが多い．一方，承認後の使用では，多様な患者に使われ期間も長期にわたる．このような承認前の状況を，表 4.1 のような "5 toos" で示すことができる．

承認前の臨床試験に用いられるランダム化比較試験は，薬剤の効果判定には非常に有用であるが，薬剤の有害事象を検出するには不十分でありしばしば不適切である．たとえば，ごくまれにしか発生しない副作用の検出や併用される多くの薬剤との相互作用や個人差による副作用の違いを予測することは困難である．また，遅発性の副作用は，特定の薬との因果関係の証明が難しいといったこともある．そのような理由から，市販後の安全対策が重要となる．

4-1-2　市販後の制度とそれに関する情報

(1) 市販後調査（PMS：Post-Marketing Surveillance）

医薬品の安全性にとって，承認までの情報の限界もあり市販後の情報収集・調査は重要となる．市販後調査の 3 本柱として，副作用・感染症報告制度，再審査制度及び再評価制度がある（図 4.1）．

1) 副作用・感染症報告制度

① 企業報告制度

副作用の判定には医薬品との因果関係の判定が必要であるが，その判定はすぐには難しい場合もあるため，因果関係を問わない有害事象が収集され報告される．従って，副作用・感染症報告制度へ報告される症例は，有害事象または副作用の疑いがもたれるものである．

この制度は，製造販売後の医薬品，医療機器，再生医療等製品，医薬部外品及び化粧品などによる副作用・感染症・不具合について，行政が製造販売業者及び医療関係者からの報告を収集す

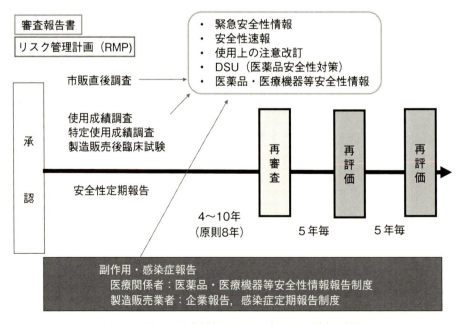

図 4.1　医薬品の安全性等に関する市販後の制度と情報

る制度で，報告は義務化されている．

製造販売業者は，医薬品，医療機器等の品質，有効性及び安全性の確保等に関する法律（医薬品医療機器等法）第 68 条の 10 第 1 項の規定により厚生労働省に対して報告することが義務づけられており，副作用・感染症などを知った場合，その程度に応じて 15 日（または 30 日）以内に厚生労働大臣に報告する必要がある．これは，企業報告といわれるものである．これらの報告は，医薬品医療機器等法第 68 条の 13 第 3 項の規定に基づき，平成 16（2004）年 4 月より独立行政法人医薬品医療機器総合機構（PMDA : Pharmaceutical and Medical Device Agency）に対して報告することが義務づけられている．

② 医薬品・医療機器等安全性情報報告制度

医療関係者は，日常，医療の現場においてみられる医薬品等の使用によって発生する健康被害

別紙1　様式①

□ 医療用医薬品
□ 要指導医薬品
□ 一般用医薬品

医薬品安全性情報報告書

☆医薬品医療機器法に基づいた報告制度です。
記入前に裏面の「報告に際してのご注意」をお読みください。

化粧品等の副作用等は、様式②をご使用ください。健康食品等の使用によると疑われる健康被害については、最寄りの保健所へご連絡ください。

患者情報

患者イニシャル	性別	副作用等発現年齢	身長	体重	妊娠
	□男 □女	歳（乳児：　ヶ月　週）	cm	kg	□無 □有（妊娠　　週）□不明

原疾患・合併症	既往歴	過去の副作用歴	特記事項
1. 2.	1. 2.	□無・□有 医薬品名： 副作用名： □不明	飲酒 □有（　　）□無 □不明 喫煙 □有（　　）□無 □不明 ｱﾚﾙｷﾞｰ□有（　　）□無 □不明 その他（　　　　）

副作用等に関する情報

副作用等の名称又は症状、異常所見	副作用等の重篤性 「重篤」の場合、<重篤の判定基準>の該当する番号を（ ）に記入	発現期間 （発現日 ～ 転帰日）	副作用等の転帰 後遺症ありの場合、（ ）に症状を記入
1.	□重篤 →（　　　） □非重篤	年　月　日 ～　年　月　日	□回復 □軽快 □未回復 □死亡 □不明 □後遺症あり（　　　）
2.	□重篤 →（　　　） □非重篤	年　月　日 ～　年　月　日	□回復 □軽快 □未回復 □死亡 □不明 □後遺症あり（　　　）

<重篤の判定基準> ①：死亡 ②：障害 ③：死亡につながるおそれ ④：障害につながるおそれ ⑤：治療のために入院又は入院期間の延長 ⑥：①～⑤に準じて重篤である ⑦：後世代における先天性の疾病又は異常

<死亡の場合>被疑薬と死亡の因果関係：□有 □無 □不明

<胎児への影響> □影響あり □影響なし □不明

被疑薬及び使用状況に関する情報

被疑薬（副作用との関連が疑われる医薬品の**販売名**）	製造販売業者の名称（業者への情報提供の有無）	投与経路	1 日投与量（1 回量×回数）	投与期間（開始日～終了日）	使用理由（疾患名、症状名）
	(□有□無)			～	
	(□有□無)			～	
	(□有□無)			～	

↑ 最も関係が疑われる被疑薬に○をつけてください。

併用薬（副作用発現時に使用していたその他の医薬品の販売名　可能な限り投与期間もご記載ください。）

副作用等の発現及び処置等の経過（記入欄が不足する場合は裏面の報告者意見の欄等もご利用ください。）

年　月　日

※被疑薬投与前から副作用等の発現後の全経過において、関連する状態・症状、検査値等の推移、診断根拠、副作用に対する治療・処置、被疑薬の投与状況等を経時的に記載してください。検査値は下表もご利用ください。

副作用等の発現に影響を及ぼすと考えられる上記以外の処置・診断：□有 □無
有りの場合 →（□放射線療法 □輸血 □手術 □麻酔 □その他（　　　　））

再投与：□有 □無　有りの場合→ 再発：□有 □無　　ワクチンの場合、ロット番号（　　　　）

一般用医薬品の場合：□薬局等の店頭での対面販売 □インターネットによる通信販売
購入経路→ □その他（電話等）の通信販売 □配置薬 □不明 □その他（　）

報告日：　年　月　日（既に医薬品医療機器総合機構へ報告した症例の続報の場合はチェックしてください。→□）
報告者 氏名：　　施設名（所属部署まで）：
（職種：□医師、□歯科医師、□薬剤師、□看護師、□その他（　　　　））
住所：〒
電話：　　FAX：

医薬品等副作用被害救済制度及び生物由来製品等感染等被害救済制度について：□患者が請求予定 □患者に紹介済み □患者の請求予定はない □制度対象外（抗がん剤等、非入院相当ほか） □不明、その他
※一般用医薬品を含めた医薬品（抗がん剤等の一部の除外医薬品を除く。）の副作用等による重篤な健康被害については、医薬品等副作用被害救済制度又は生物由来製品等感染等被害救済制度があります（詳細は裏面）。

➢ FAX 又は電子メールでのご報告は、下記までお願いします。両面ともお送りください。
（FAX：0120-395-390 電子メール：anzensei-hokoku@pmda.go.jp 医薬品医療機器総合機構安全第一部情報管理課宛）

図 4.2　医療関係者による副作用報告のための医薬品の安全性情報報告書（PMDA へ提出）

等の情報を医薬品医療機器等法第68条の10第2項に基づき，厚生労働大臣に報告しなければならない．医療関係者とは，すべての医療機関及び薬局等を対象とし，薬局開設者，病院もしくは診療所の開設者または医師，歯科医師，薬剤師，登録販売者その他病院等において医療に携わる者のうち業務上医薬品，医療機器または再生医療等製品を取り扱う者である．報告は，これまで医療関係者等が厚生労働大臣に行っていたが，医薬品医療機器等法第68条の13第3項に基づき，平成26（2014）年11月より報告窓口はPMDAに変わった．副作用報告に用いる安全性情報報告書を図4.2に示す．

③ **患者副作用報告**

薬害肝炎検証・検討委員会「最終提言」（平成22（2010）年）を受けて，患者からの副作用報告も，現在，PMDAにおいて，試行的に行われている．

患者からの直接の副作用報告の背景や特徴として，以下のことがあげられる．

・海外の事例等も含め，患者から医療者を介した間接報告は報告されない傾向にあった
・患者からの直接報告は個別性が高い血の通ったナラティブな情報が入手可能である
・インターネット等により患者自身の知識・理解が向上し，インターネット等で報告が簡便になった
・OTC薬などセルフメディケーションの普及により，患者自身が報告する機会が多くなった

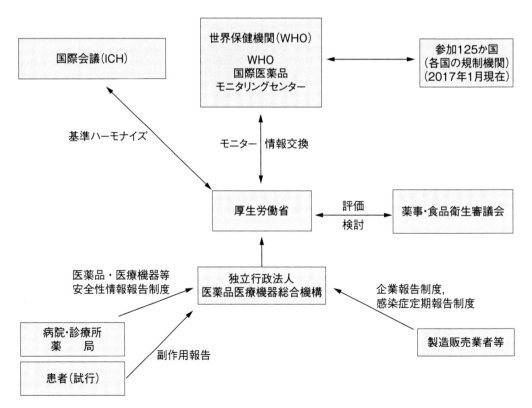

図4.3　副作用報告制度における情報の流れ

表 4.2 副作用報告の利点と問題点

利 点	・迅速な情報収集，シグナル検出に貢献 ・詳細な臨床症状，多様性あり（多くの人が使用） ・費用が安価，費用対効果が高い
問 題 点	・報告の偏り ○臨床的に認識しやすい副作用は報告されやすい ○すべての症例が報告されるわけではない ○マスメディア報道の影響等 ・リスクの同定が難しい ○母集団の大きさが不明，対照群のデータがない ○頻度の特定，リスクの定量化が困難

④ WHO 国際医薬品モニタリング制度

世界的には，WHO 国際医薬品モニタリングセンターがサリドマイド事件を契機に設立され，加盟各国の規制機関から副作用報告を収集している（図 4.3）．また，米国 FDA における副作用報告制度は MedWatch と呼ばれている．報告対象者は，医療関係者，患者及び消費者，報告対象物は，医薬品，化粧品から医療機器，食品に至り，一元管理するシステムを取っている．

副作用報告には，標準化された用語である MedDRA（Medical Dictionary for Regulatory Activities）を用いる．MedDRA は，国際的に共通する用語集として日米 EU 医薬品規制調和国際会議（ICH: International Conference on Harmonisation of Technical Requirements for Registration of Pharmaceuticals for Human Use）において作成された，症状，徴候，疾患などに対応する医学用語集で，日本語対応として MedDRA/J が作成されている．

⑤ 副作用報告制度の特徴

副作用報告制度の特徴として，自発報告であるので，副作用すべてが報告されるわけではなく，発生頻度の特定が難しいというデメリットはあるものの，第一線の防御システムとして，収集の迅速性が保たれ，詳細な臨床情報を集めることができるというメリットがある．また，費用が他の対策に比べ安価であるため，途上国，先進国を問わず，世界のほとんどの国で実施されている．副作用報告の利点と問題点を表 4.2 にまとめた．

⑥ 副作用の因果関係

副作用の因果関係の有無を評価するためのスケールとして，因果関係の有無を判断するためのアルゴリズムがいくつか提示されており，最近では CIOMS Ⅵワーキンググループの提案したものがある．Naranjo のアルゴリズムは，簡便なスコアリングアルゴリズムを提案していて，スコアの合計で分類した因果関係の水準を提示している（表 4.3）．

表 4.3 副作用の因果関係の有無を判断するためのアルゴリズム（Naranjo のアルゴリズム）

	質問項目	はい	いいえ	不明
1	この反応は副作用として既に報告されているか？	+1	0	0
2	被疑薬の投与後に有害事象が発現したか？	+2	−1	0
3	この反応は薬剤の中断，または拮抗薬の投与で改善したか？	+1	0	0
4	この反応は薬剤の再投与で再度発生したか？	+2	−1	0
5	この ADR を起こすと考えられる他の要因があるか？	−1	+2	0
6	この反応はプラセボにより引き起こされるか？	−1	+1	0
7	血液（または体液）中に，中毒域濃度で被疑薬が検出されたか？	+1	0	0
8	この反応は投与量を増やすとより重篤になり，または投与量を減らすと軽減するか？	+1	0	0
9	患者は，以前に，同じ薬剤または類似薬で，類似の反応を起こしたことがあるか？	+1	0	0
10	有害事象は客観的な証拠として確認されているか？	+1	0	0

9点以上：副作用の可能性が高い　　1〜4点：副作用の可能性は低い
5〜8点　：副作用の可能性あり　　　0点　　：副作用かどうかは疑わしい

Column　有害事象と副作用

有害事象（adverse event）：薬物との因果関係がはっきりしないものを含め，薬物を投与された患者に生じたあらゆる好ましくない，あるいは意図しない徴候，症状，または病気をいう．

副作用（adverse reaction）：病気の予防，診断，治療に通常用いられる用量で起こる好ましくない反応であり，薬物との因果関係があるものを指す．副作用は有害事象に含まれる．

2）再審査制度

　新医薬品が承認された時点では，様々な限界があるため，一定期間が経過した後に，製造販売業者が実際に医療機関で使用されたデータを集め，効能・効果，安全性について，再度確認する制度で，厚生労働大臣の指定によって行われる（医薬品医療機器等法第14条の4）．すべての新医療用医薬品等が対象で，再審査期間は4年〜10年（通常8年）である．調査の結果は，製造販売業者に安全性定期報告として定期的に報告することが義務づけられている．再審査の結果は，以下のいずれかの措置となる．

1. 承認の取り消し
2. 効能効果の削除または修正

3. 特に措置なし

なお，3の場合であっても添付文書の改訂は行われる場合がある．

3）安全性定期報告

再審査期間中の医薬品について，製造販売業者が使用成績調査等の製造販売後調査により得られた結果を定期的に報告する制度である．製薬企業は，「安全性定期報告」に「定期的ベネフィット・リスク評価報告（PBRER：Periodic Benefit Risk Evaluation Report）」の情報を添付し，2年間は半年ごと，その後は1年ごとに厚生労働省へ報告する．なお，PBRERは，従来の「市販医薬品に関する定期的安全性最新報告（PSUR：Periodic Safety Update Report）」から2013年に置き換わったものである．

4）再評価制度

承認された医薬品について，現時点の医学，薬学の学問的水準から品質，有効性及び安全性を見直す制度で，厚生労働大臣の指定によって行われる（医薬品医療機器等法第14条の6）．承認された医薬品であっても，年月の経過とともに，もっと効果の高い薬，安全性の高い薬が発売され，存在価値がなくなったり，現在の評価基準では有用性が認められないことがあるために検証が行われる．新医療用医薬品だけでなく，すべての医薬品が対象となる可能性がある．再評価制度には，有効性・安全性等を再評価する薬効再評価と，品質（溶出性）を再評価する品質再評価がある．再評価の結果として，下記のいずれかの措置となる．

1. 承認の取り消し
2. 効能効果等の削除または修正
3. 特に措置なし

定期的に行われる定期再評価と臨時に行われる臨時再評価があるが，現在は臨時再評価のみが行われている．平成11（1999）年に脳循環代謝改善剤，平成24（2012）年にはリゾチーム塩酸塩等について再評価が行われた結果，効果が証明されず，販売中止となった．

5）市販後に行う調査及び試験：製造販売後調査等

製造販売業者は市販後の安全性と有効性を調査する必要があり，市販後に製造販売後調査等を実施することが義務づけられている．この調査等には，市販直後調査，使用成績調査，特定使用成績調査及び製造販売後臨床試験がある．

使用成績調査，特定使用成績調査及び製造販売後臨床試験は，「医薬品の製造販売後の調査及び試験の実施の基準（GPSP：Good Post-marketing Study Practice）」に関する省令により規定されている．

① 使用成績調査

製造販売業者等が，日常診療において医薬品を新たに使用開始した患者の条件を定めることなく調査を行うもので，疾患の重症度，合併症，併用薬や臨床検査値の収集が可能である．診療実態下での，主として安全性に焦点をあてた調査である．

観察研究の1つで，ほとんどの調査が当該医薬品を使用した症例のみの情報であり，対照群を有していない．データの活用にあたっては各種バイアスを考慮した上での検討が必要である．

表 4.4　臨床試験及び市販後調査と遵守基準

試験及び市販後調査	遵守基準（省令）
非臨床試験	GLP：Good Laboratory Practice
治験（第1相試験，第2相試験，第3相試験）	GCP：Good Clinical Practice
使用成績調査	GPSP：Good Post-marketing Study Practice,
特定使用成績調査	GPSP
製造販売後臨床試験	GPSP, GCP
市販直後調査	GVP：Good Vigilance Practice

② **特定使用成績調査**

使用成績調査等のうち，製造販売業者等が，診療において，
・小児，高齢者，妊産婦，腎機能障害または肝機能障害を有する患者
・医薬品を長期に使用する患者その他医薬品を使用する条件が定められた患者
における副作用による疾病等の種類別の発現状況並びに品質，有効性及び安全性に関する情報の検出または確認を行う調査である．診療実態下で，承認までに十分な情報を得られなかった特別な患者（治験で除外されていた集団）における情報収集を行う．

③ **市販直後調査**

市販直後調査は，製造販売業者等が新医療用医薬品を扱う全医療施設を対象に販売開始から6ヶ月間集中して実施する調査である．同調査は医療関係者に注意深い使用を促し，重篤な副作用が発生した場合の情報収集体制を強化する．市販後安全対策の中でも特に重要な制度で，自発報告を強化したものといえる．毎月厚生労働省から発行される医薬品・医療機器等安全性情報に市販直後調査対象品目が掲載されている．市販後調査には「医薬品等の製造販売後安全管理の基準（GVP：Good Vigilance Practice）」が適用される．

④ **製造販売後臨床試験**

製造販売後臨床試験は，製造販売業者等が，治験もしくは使用成績調査の成績に関する検討を行った結果得られた推定等を検証し，診療においては得られない品質，有効性及び安全性に関する情報を収集するため，当該医薬品について承認された効能・効果及び用法・用量に従い行う臨床試験である．製造販売後臨床試験には，GPSPの他，「医薬品の臨床試験の実施の基準（GCP：Good Clinical Practice）」が適用される．臨床試験及び市販後調査と遵守基準を表4.4に示す．

4-1-3　リスク管理計画

リスク管理計画（RMP：Risk Management Plan）は，医薬品の安全性リスクをあらかじめ特定し，リスクのある薬剤でも，リスク管理を行いながら使用するという考え方で，その指針が2012年4月に通知された．重大な副作用を防ぐためリスクを最小化する方策を講じ，医薬品の適正使用につなげることを目的にしている．RMPは，2013年4月以降に承認された新医薬品等に対して，承認申請時に審査され，「医薬品リスク管理計画書」がPMDAのホームページに公開

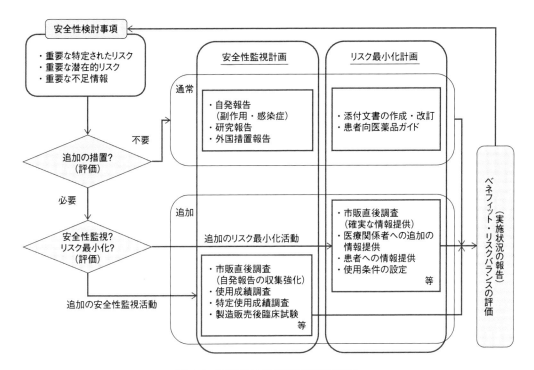

図 4.4　医薬品リスク管理計画の概要

（別紙様式）

ザクラス配合錠 LD/HD に係る
医薬品リスク管理計画書（RMP）の概要

販売名	ザクラス配合錠 LD、ザクラス配合錠 HD	**有効成分**	アジルサルタン／アムロジピンベシル酸塩
製造販売業者	武田薬品工業株式会社	**薬効分類**	87214
提出年月		平成 28 年 2 月	

1.1. 安全性検討事項					
【重要な特定されたリスク】	**頁**	**【重要な潜在的リスク】**	**頁**	**【重要な不足情報】**	**頁**
低血圧関連事象	3	血管浮腫	10	腎機能障害患者	11
腎機能障害	4			肝機能障害患者	12
高カリウム血症	5			高齢者（75 歳以上）	12
肝機能障害	6				
横紋筋融解症	7				
無顆粒球症、白血球減少、血小板減少	8				
房室ブロック	8				
妊娠中の薬物曝露による胎児の障害	9				

1.2. 有効性に関する検討事項		
使用実態下における長期投与時の有効性	13	

↓上記に基づく安全性監視のための活動

2. 医薬品安全性監視計画の概要	**頁**
通常の医薬品安全性監視活動	14
追加の医薬品安全性監視活動	
特定使用成績調査「長期使用」	14

3. 有効性に関する調査・試験の計画の概要	**頁**
特定使用成績調査「長期使用」	16

各項目の内容は RMP の本文でご確認下さい。

↓上記に基づくリスク最小化のための活動

4. リスク最小化計画の概要	**頁**
通常のリスク最小化活動	16
追加のリスク最小化活動	
該当なし	16

図 4.5　医薬品リスク管理計画の例

（ザクラス®配合錠 LD/HD，武田薬品工業，医薬品リスク管理計画書）

されている．

　市販後は，それぞれのリスクに対し，安全対策を立ててモニタリングを行っていくが，具体的には，「安全性検討事項」，「医薬品安全性監視計画」及び「リスク最小化計画」の3つの要素からなる．まず，承認前に得られた情報に基づき，とりまとめた製造販売後に継続検討すべき課題である「安全性検討事項」（ICH E2E ガイドラインによる）では，リスクについて明確化し，承認申請時までのリスクを特定し，その安全性プロファイルを次の3つに大きく分類する．

・重要な特定されたリスク（important identified risks）
・重要な潜在的リスク（important potential risks）
・重要な不足情報（important missing information）

　3種類のリスクに分類した「安全性検討事項」に対して，「医薬品安全性監視計画」では，副作用報告の収集などによりリスクの発現状況を監視し，「リスク最小化計画」では，リスクを低減するために医療従事者や患者に情報提供を行う（図 4.4）．具体例を図 4.5 に示す．

4-2　医薬品に関する安全性情報

　先に述べた PMS が実施されることにより，収集された安全性情報を検討し，重要度に応じ緊急安全性情報，安全性速報，添付文書の改訂情報などが出され安全対策が取られる．

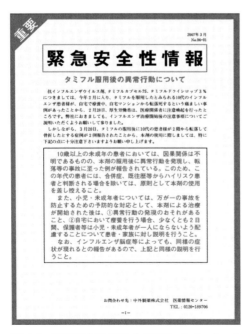

図 4.6　緊急安全性情報（イエローレター）　タミフルの例（2007 年 3 月）

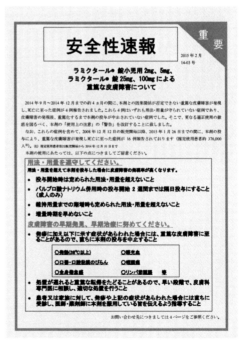

図 4.7　安全性速報（ブルーレター）　ラミクタール®錠の例（2015 年 2 月）

表 4.5 これまでに発出された緊急安全性情報

緊急安全性情報の内容	発出時期
タミフル服用後の異常行動について	平成 19（2007）年 3 月 20 日
経口腸管洗浄剤（ニフレック®他）による腸管穿孔及び腸閉塞について	平成 15（2003）年 9 月 10 日
ガチフロ®錠 100mg 投与による低血糖及び高血糖について	平成 15（2003）年 3 月 7 日
抗精神病剤セロクエル®25mg 錠，同 100mg 錠（フマル酸クエチアピン）投与中の血糖値上昇による糖尿病性ケトアシドーシス及び糖尿病性昏睡について	平成 14（2002）年 11 月 7 日
ラジカット®注 30mg（エダラボン）投与中または投与後の急性腎不全について	平成 14（2002）年 10 月 28 日
イレッサ®錠 250（ゲフィチニブ）による急性肺障害，間質性肺炎について	平成 14（2002）年 10 月 15 日
塩酸チクロピジン製剤（パナルジン®錠・細粒他）による重大な副作用の防止について	平成 14（2002）年 7 月 23 日
抗精神病薬ジプレキサ®錠（オランザピン）投与中の血糖値上昇による糖尿病性ケトアシドーシス及び糖尿病性昏睡について	平成 14（2002）年 4 月 16 日
インフルエンザ脳炎・脳症患者に対するジクロフェナクナトリウム製剤の使用について	平成 12（2000）年 11 月 15 日
アクトス®錠（塩酸ピオグリタゾン）投与中の急激な水分貯留による心不全について	平成 12（2000）年 10 月 5 日
尿酸排泄薬ベンズブロマロン（ユリノーム®，ユリノーム®25mg）による劇症肝炎について	平成 12（2000）年 2 月 23 日
塩酸チクロピジン製剤（パナルジン®錠・細粒他）による血栓性血小板減少性紫斑病（TTP）について	平成 10（1998）年 12 月 18 日
ウィンセフ®点滴用投与中の痙攣，意識障害について	平成 10（1998）年 12 月 18 日
オダイン®錠（フルタミド）による重篤な肝障害について	平成 10（1998）年 8 月 7 日
ノスカール®（トログリタゾン）による重篤な肝障害について	平成 9（1997）年 12 月 1 日
カンプト®注（塩酸イリノテカン）と骨髄機能抑制について トポテシン®注（塩酸イリノテカン）と骨髄機能抑制について	平成 9（1997）年 7 月 28 日

4-2-1　市販後の安全性情報

(1)「緊急安全性情報」（イエローレター）

「緊急安全性情報」は，もっとも重要度及び緊急度が高い安全性情報である．医薬品の製造販

売業者が作成した情報で，緊急に安全対策上の措置をとる必要がある場合に発出される．国民（患者），医薬関係者に対して緊急かつ重大な注意喚起や使用制限に係る対策が必要な場合に，厚生労働省からの命令，指示，製造販売業者の自主的な決定などにより作成する．ただし，製造販売業者の自主的な決定であっても，厚生労働省及び PMDA と協議し作成する．様式が目立つように背景が黄色に規定されていることから，「イエローレター」ともいわれている（図 4.6 p.50）．医療関係者向けに加え，国民向けにも原則として作成し，提供される．これまでに出された緊急安全性情報を表 4.5 に示す．

(2)「安全性速報」（ブルーレター）

「安全性速報」は，緊急安全性情報ほど緊急性はないが，一般的な使用上の注意の改訂情報よりも迅速な安全対策措置をとる場合に発出される．厚生労働省からの命令，指示，製造販売業者の自主的な決定などにより作成される．青色の用紙を用いることから「ブルーレター」ともいわれ（図 4.7 p.50），国民向けにも提供される．

(3) 医薬品に関する評価中のリスク等の情報

副作用報告が集積し，市販直後調査等から示唆されるリスク情報に関し，厚生労働省及び

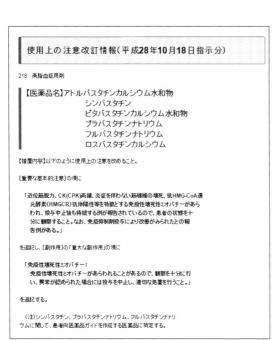

図 4.8　使用上の注意改訂の例
（平成 28（2016）年 10 月 18 日）

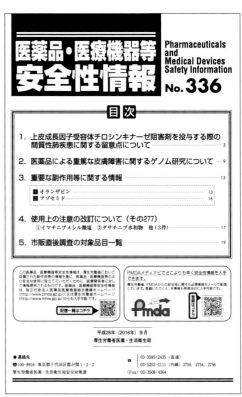

図 4.9　医薬品・医療機器等安全性情報の表紙の例（平成 28（2016）年 9 月発行）

PMDAにおいて，医薬品との関連性を評価中のもので，以下の情報を公表している．
・使用上の注意の改訂等につながりうるものとして注目しているリスク情報
・外国規制当局や学会等が注目し，厚生労働省及びPMDAが評価を始めたリスク情報

4-2-2 添付文書の改訂情報

(1) 使用上の注意の改訂指示

添付文書の「使用上の注意の改訂指示」は，厚生労働省が発出する通知で，製造販売業者はこれに基づき，添付文書等を改訂する．医薬品を使う上での新たな注意事項となり，緊急安全性情報，安全性速報に次ぐ位置づけとなる（図4.8）．約1ヶ月に1回（場合によっては2回）発出される．

(2) 医薬品・医療機器等安全性情報

厚生労働省が，収集された副作用情報をもとに医療関係者に対して情報提供するもので，主に重要なトピック，重要な添付文書改訂情報などについて解説されたものである．そのほか，使用上の注意の改訂指示，市販直後調査対象品目等が掲載されている．約1ヶ月ごとに発行される（図4.9）．

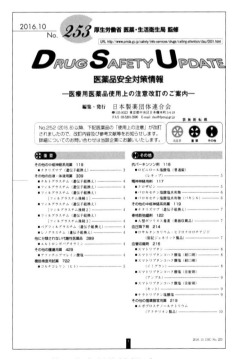

図4.10 医薬品安全対策情報（DSU: Drug Safety Update）の表紙の例（2016年10月発行）

(3) 医薬品安全対策情報 (DSU: Drug Safety Update)

医薬品安全対策情報は日本製薬団体連合会から発行されるものである．医療用医薬品の使用上の注意改訂について取りまとめた情報で，厚生労働省から出される使用上の注意の改訂指示と，製薬企業が自主改訂を行った添付文書の改訂情報がすべて含まれている．年10回ほど発行され，改訂内容は，重要度に応じて最重要，重要，その他の3段階に分類，薬効ごとに記載されている（図4.10）．

上記3つの情報の関係を図4.11にまとめた．PMDAのホームページより入手できる安全性情報については表4.6に示した．

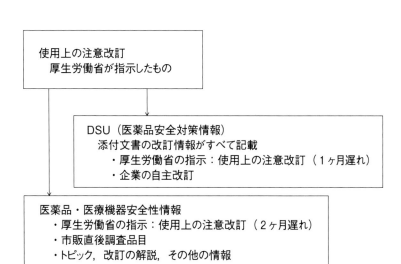

図4.11 添付文書改訂情報の時間的流れ

表4.6 医薬品の市販後に入手可能な情報（PMDAのホームページ）

厚生労働省作成・発出	使用上の注意改訂
	医薬品・医療機器等安全性情報
	審査報告書，審議結果報告書，再審査報告書
	重篤副作用マニュアル
	医薬品に関する評価中のリスク等の情報について
製薬会社作成・発行	添付文書
	インタビューフォーム
	緊急安全性情報（イエローレター）
	安全性速報（ブルーレター）
	DSU（医薬品安全対策情報）（製薬団体連合会）

> ### Column　医薬品に関する厚生労働省とPMDAの役割
>
> ・厚生労働省の役割は？
>
> 　医薬品の審査に関しては，承認・許可に関する司令塔の役割を持ち，審査関係の基準・ガイドラインを作成及び公表し，医薬品の承認・許可を与える．
>
> 　安全対策に関しては，PMDAの情報収集・調査に基づき，措置を決定し実施する．
>
> ・PMDAの役割は？
>
> 　医薬品の審査に関しては，承認申請資料の調査を行い，チーム審査による審査結果報告を厚生労働省に提出する．同時に，製薬企業に対し治験相談（開発方針や試験方法に関する指導・助言）を行う．
>
> 　安全対策に関しては，製造販売業者や医療関係者からの副作用等情報の収集，また海外規制機関情報・文献情報等の収集を行い，データ分析・評価し，その調査結果を厚生労働省に提出する．
>
> 　その他の役割として，PMDAは副作用救済業務を行っている．
>
> 　厚生労働省とPMDAは医薬品の承認・審査から安全対策まで，連携してその業務にあたる．厚生労働省はPMDAの監督官庁である．

4-3　章末問題

1. 承認審査の限界として，5つのtooをあげなさい．
2. 副作用報告の利点と問題点をあげなさい．
3. PMSの3本柱をあげなさい．
4. PMSにより得られる安全性情報をあげなさい．
5. リスク管理計画とは何か．また，その3要素は何か．

●だけどね…（理想と現実のギャップ）

なべ君 ：みちこ先生，医薬品が市販されてからも多くの制度があるけど，承認された医薬品なのにそんなに必要ですか？

みちこ先生 ：だけどね，医薬品は，市販されると，臨床では子供からお年寄りまで，短期から長期にわたって様々な使い方がされますよね．医薬品は多くの人に使われると，これまでわからなかった副作用など各段に多くの情報が集まってきます．そして，いくつかの安全対策が取られることで，患者さんの安全が確保されるしくみになっています．これは，これまで経験した多くの薬害の教訓でもあります．副作用などの安全性情報の制度やしくみを理解することは，臨床の現場でも役立つはずです．薬剤師にとって，患者さんに安全な薬物治療を行っていく上で，副作用などのモニタリングも大事な役割ですよ．

第5章

基本となる医薬品情報

医薬品情報の中で，医薬品の添付文書は，治療における患者の安全を確保し，適正使用を図る上で，もっとも基本となる法的根拠を持つ文書である．この章では国内の医療用及びOTC医薬品の添付文書の意義，構成や違いについて，また，インタビューフォームの位置づけや構成等について学ぶ．海外，特に欧米での添付文書など主要な基本情報についても学習する．

5-1 医薬品の添付文書

医薬品の添付文書は，医薬品情報の中でももっとも基本的で重要な情報源である．添付文書は，「医薬品，医療機器等の品質，有効性及び安全性の確保等に関する法律」（以下，医薬品医療機器等法）に基づき提供される法的な根拠を持つ情報で，「医療用医薬品」用と「OTC医薬品」用があり，製造販売業者から提供される．これらは最新の論文等より得られた知見に基づいて記載しなければならない．

5-1-1 医療用医薬品添付文書

(1) 医療用医薬品の分類

医療用医薬品とは，医師もしくは歯科医師によって使用され，またはこれらの者の処方せんもしくは指示によって使用されることを目的として供給される医薬品をいい，主に「新医薬品」と「後発医薬品（ジェネリック医薬品）」に分類される．「新医薬品」とは，医薬品医療機器等法第14条の4に定められる既に承認を与えられている医薬品と有効成分，分量，用法，用量，効能，効果等が明らかに異なる医薬品である．主に，新有効成分含有医薬品，新医療用配合剤，新投与経路医薬品，新効能医薬品，新剤型医薬品，新用量医薬品などがある．「後発医薬品」は，新医薬品の特許が切れた後に，その新医薬品と同一の有効成分を同一量含む，同一投与経路の製剤であり，効能・効果，用法・用量も原則的に同一である医薬品で，生物学的同等性試験等にてその新医薬品と治療学的に同等であることが検証されているものである．

(2) 医療用医薬品添付文書の法的な意義

医療用医薬品添付文書は，医薬品医療機器等法第68条2号の規定に基づき，医師，歯科医師，薬剤師，獣医師その他の医薬関係者に対して必要な情報を提供する目的で当該医薬品の製造販売

業者または輸入業者が作成する公的な文書である．添付文書には，医薬品の提供を受ける患者の安全を確保し，適正使用を図るために必要な品質，有効性，安全性に関する情報が集約されている．添付文書は承認されるまでの情報に基づいて作成され，市販後の調査等により随時改訂がなされる．

　添付文書の適応等の記載内容により保険診療が認められているため，医薬品の使用に関しては，添付文書を遵守する必要がある．また，添付文書に記載された使用上の注意事項に従わず，それによって医療事故が発生した場合には，特段の合理的理由がない限り，医療従事者の過失となる判例が出されている．

(3) 医療用医薬品の添付文書記載項目とその内容

　医療用医薬品の添付文書について，医薬品医療機器等法第52条に，当該医薬品に関する最新の論文その他により得られた知見に基づき，「添付文書等記載事項」が決められている．また，第54条には，記載の禁止事項として，虚偽または誤解を招くおそれのある事項，承認を受けていない効能または効果，また保健衛生上危険がある用法，用量または使用期間などがある．

　医療用医薬品の添付文書記載項目とその内容や記載のポイントは以下のとおりである．

1) 作成又は改訂年月

　作成または改訂年月の他，改訂された版数も記載される．必ず最新版を参照すること．

2) 日本標準商品分類番号等

　日本標準商品分類番号，承認番号，薬価基準収載年月，販売開始年月，再審査結果の公表年月，再評価結果の公表年月，効能または効果の追加承認年月，貯法等について記載される．

3) 薬効分類名

　当該医薬品の薬効または性格を正しく表すことのできる場合に記載される．

4) 規制区分

　特定生物・生物由来製品，毒薬，劇薬，麻薬，向精神薬，覚せい剤，覚せい剤原料，習慣性医薬品，指定医薬品及び処方せん医薬品の区分が記載される．

5) 名称

日本薬局方収載医薬品：局方で定められた名称を記載，販売名も併記可能．
日本薬局方外医薬品：承認を受けた販売名を記載，一般名称も記載される．

6) 警告

　警告は，「使用上の注意」の項目の1つであるが，注意喚起のため冒頭に赤枠・赤字で記載される．白色紙の右上縁に赤色の帯が印刷される．
・致死的または極めて重篤かつ非可逆的な副作用が発現する場合に記載される．
・副作用が発現する結果極めて重大な事故につながる可能性があって，特に注意を喚起する必要がある場合に記載される．

7) 禁忌

　禁忌も，「使用上の注意」の項目の1つであるが，注意喚起のため，警告の次に，赤枠・黒字で記載される．

(次の患者には投与しないこと)

・患者の症状，原疾患，合併症，既往歴，家族歴，体質，併用薬剤等からみて投与すべきでない患者が禁忌理由ごとに記載される．

原則禁忌 (次の患者には投与しないことを原則とするが，特に必要とする場合には慎重に投与すること)

・本来，適用禁忌とすべきものであるが，「診断あるいは治療上，特に必要とする場合」に記載される．
・むやみに記載すべきではなく「診断あるいは治療上，特に必要とする場合」に限定される．

8) 組成・性状

・組成
　有効成分の名称（一般的名称）及びその分量．そのほか，医薬品添加物についても記載される．
・製剤の性状
　識別上に必要な色，味，におい，形状（散剤，顆粒剤等の別），識別コードなどが記載される．

9) 効能・効果
　承認を受けた（または再審査・再評価結果の）効能または効果が記載される．

10) 用法・用量
　承認を受けた（または再審査・再評価結果の）用法または用量が記載される．

11) 使用上の注意
　必要に応じ逐次，最新の内容に改訂される項目である．警告及び禁忌は使用上の注意に入るが，その重要性から冒頭に記載されることになった．

① **慎重投与**

(次の患者には慎重に投与すること)

　患者の症状，原疾患，合併症，既往歴，家族歴，体質等からみて，他の患者よりも副作用による危険性が高いとき記載され，以下の場合がある．

・適用の可否の判断，使用方法の決定等に特に注意が必要である場合．
・臨床検査の実施や患者に対する細かい観察が必要とされる場合．

　具体的には他の患者と比較して危険性が高いと考えられる場合とは，副作用が早く発現する場合，副作用の発現率が高い場合，より重篤な副作用が現れる場合，非可逆性の副作用が現れる場合，蓄積するまたは長期使用の結果，副作用が現れる場合，耐性が変化する場合などである．

② **重要な基本的注意**

　重大な副作用または事故を防止する上で，以下に関する重要な基本的注意事項が記載される．

・用法及び用量，効能または効果等，投与期間，投与すべき患者の選択，検査の実施等．

　処方設計を行う際に重要な情報や，患者指導を行う上で注意すべきポイントなど，本薬剤を使用する場合に最低限考慮しなければならない注意事項である．

③ **相互作用**

・当該医薬品または併用薬の薬理作用の増強または減弱，副作用の増強，新しい副作用の出現ま

たは原疾患の増悪等が生じる場合で，臨床上注意を要する組合せが記載される．
・物理療法，飲食物等との相性のうちの重要なものを含む．
・相互作用の種類（機序等）ごとに，相互作用を生じる薬剤名・薬効群名をあげ，相互作用の内容（臨床症状・措置方法・機序・危険因子等）が簡潔に記載される．
次の3つの表記がある．
・併用禁忌（併用しないこと）・・・併用禁忌の記載は一般的名称と販売名が併記される．
・原則併用禁忌（原則として併用しないこと）
・併用注意（併用に注意すること）

④ 副作用
・副作用発生状況の概要がまず記載される．
・医薬品の使用に伴って生じる副作用等が「重大な副作用」と「その他の副作用」に区分して記載される．「重大な副作用」は特に注意を要するものが記載される．
・発現頻度については調査症例数が明確な調査結果に基づいて記載される．
　海外のみで知られている重大な副作用は，原則として，国内の副作用に準じて記載され，また類薬で知られている重大な副作用については，必要に応じて記載される．

⑤ 高齢者への投与
　高齢者は腎機能，肝機能等の生理機能が低下していることが多く，医薬品の副作用が発現しやすい傾向があり，一般的に投与にあたっては常に十分な注意が必要である．高齢者は一般的に65歳以上とされる．

⑥ 妊婦，産婦，授乳婦等への投与
・妊婦，産婦，授乳婦等の患者に用いられる可能性があって，他の患者と比べて，特に注意する必要がある場合や，適正使用に関する情報がある場合には，必要な注意が記載される．
・投与してはならない場合は「禁忌」の項にも記載される．
・動物実験，臨床使用経験，疫学的調査等で得られている情報に基づき，必要な事項が記載される．

⑦ 小児等への投与
　「未熟児，新生児，乳児，幼児または小児（以下「小児等」）」の用法及び用量は承認されていないが，小児等に用いられる可能性のある医薬品であって「小児等」に対する臨床試験データが十分でない場合には，原則として次のように記載される．「未熟児，新生児，乳児，幼児又は小児に対する安全性は確立していない．」
・小児は7歳以上15歳未満，幼児は1歳以上7歳未満，乳児は1歳以下，新生児は生後4週間未満，未熟児は低体重出生時（2,500g未満）である．

⑧ 臨床検査結果に及ぼす影響
　医薬品を使用することによって，臨床検査値が見かけ上変動し，しかも明らかに器質障害または機能障害と結びつかない場合に記載される（なお，器質障害または機能障害との関係が否定できない場合には，「副作用」の項に記載される）．

⑨ 過量投与
・過量投与の例があれば記載される．
・過量投与時（自殺企図，誤用を含む）に出現する中毒症状が記載され，適切な処置方法があればあわせて記載される．

⑩ 適用上の注意
投与経路，剤形，注射速度，投与部位，調製方法，薬剤交付時等に関し，必要な注意が標題をつけて記載される．

⑪ その他の注意
・評価の確立していない文献，報告であっても重要な情報は要約され，「・・・との報告がある」と記載される．
・必要な注意（たとえば，動物実験の毒性に関する記載必要事項等）はこの項に記載される．

12) 薬物動態
・ヒトでの吸収，分布，代謝及び排泄に関するデータが記載される．
・ヒトでの吸収，分布，代謝及び排泄に関するデータが得られないものについては，これを補足するために動物実験の結果が記載される．
・データの根拠がある場合には，腎機能，肝機能等の程度に応じた投与量，投与間隔の解説が記載され，慎重投与等の対象患者の記載の後に「薬物動態の項参照」と記載される．

13) 臨床成績
・臨床試験の結果について，投与量，投与期間，症例数，有効率等を，承認を受けた用法及び用量に従って記載される．
・他剤との比較が記載される場合には，その対照が繁用医薬品であり，精密かつ客観的に行われた比較試験の成績がある場合にのみ記載される．

14) 薬効薬理
・効能または効果を裏付ける薬理作用及び作用機序が記載される．
・動物実験の結果を用いる場合には動物種が，また $in\ vitro$ 試験の結果を用いる場合には，その旨が記載される．

15) 有効成分に関する理化学的知見
一般的名称，化学名，分子式，化学構造式，核物理学的特性等が必要に応じて記載される（第2章参照）．

16) 取扱い上の注意
添付文書冒頭の「貯法」に記載しきれなかった医薬品の管理上必要な事項が記載される．

17) 承認条件
承認にあたって試験の実施等の条件を付された場合には，その内容が記載される．

18) 包装
包装の形態について記載される．

19) 主要文献及び文献請求先
文献請求先の氏名または名称及び住所が記載される．

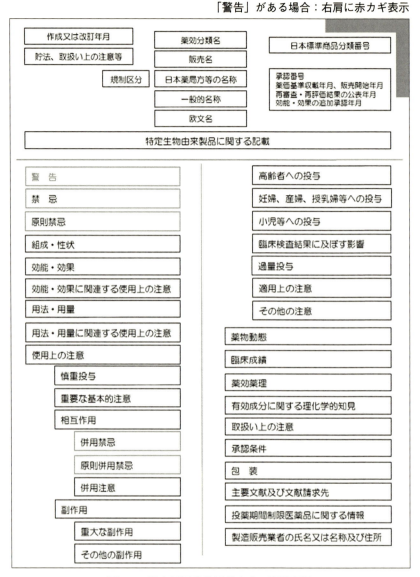

図 5.1 医療用医薬品添付文書の記載項目

20) 投薬期間制限医薬品に関する情報
投薬期間制限の対象となる医薬品に関する情報が記載される．

21) 製造販売業者の氏名又は名称及び住所
製造販売業者の氏名または名称及び住所が記載される．

医療用医薬品添付文書の記載項目を図5.1に示す．また，医療用医薬品添付文書の「使用上の注意」の項目及び順序を表5.1に示す．警告や禁忌は注意喚起のため添付文書の冒頭に記載されているが，「使用上の注意」に含まれる．

第5章 基本となる医薬品情報

表5.1 医療用医薬品添付文書の「使用上の注意」の項目及び順序

1. 警告 2. 禁忌 　（1）原則禁忌，（2）併用禁忌 3. 効能・効果に関する使用上の注意 4. 用法及び用量に関する使用上の注意 5. 慎重投与 6. 重要な基本的注意 7. 相互作用 　（1）併用禁忌，（2）併用注意	8. 副作用 　（1）重大な副作用，（2）その他の副作用 高齢者への投与 妊婦，産婦，授乳婦等への投与 小児等への投与 臨床検査結果に及ぼす影響 過量投与 適用上の注意 その他の注意

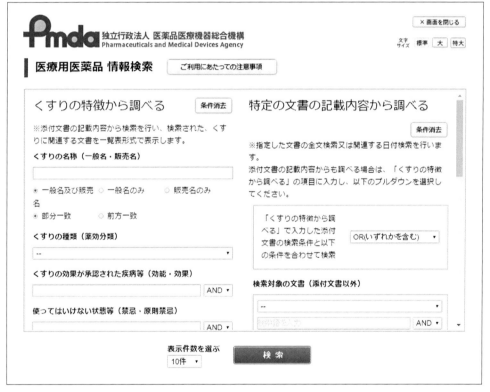

図5.2 医療用医薬品　情報検索ページ（PMDA）
(http://www.pmda.go.jp/PmdaSearch/iyakuSearch/)

（4）添付文書：「使用上の注意」の改訂

医療用医薬品の添付文書の「使用上の注意」は適正使用のために重要な情報である．使用上の注意の改訂は，副作用報告の集積状況，海外での規制状況，研究論文等から総合的に評価した上で改訂される．その情報提供は，厚生労働省から出される「使用上の注意の改訂通知」，日本製薬団体連合会から提供される「医薬品安全対策情報（DSU）」などで行われる．重要度に応じ「緊急安全性情報」，「安全性速報」などで提供されることもある．

> **Column　医療用医薬品の添付文書は，2019年から新様式へ**
>
> 　2016年に添付文書の記載要領の改正案が提示され，2019年4月には新様式に変更される．「原則禁忌」「慎重投与」が廃止され，「注意すべき患者集団への投与」が新設される予定である．
>
> 　医療用医薬品の添付文書の記載要領の主な改正内容案は以下のとおりである．
>
> (1) 項目の通し番号の設定
> ・「警告」以降のすべての項目に番号を付与し，記載すべき内容がない項目は欠番とする．
> ・「使用上の注意」に該当する項目は項目番号で定義する．「効能又は効果に関連する使用上の注意」及び「用法及び用量に関連する使用上の注意」を項目及び項目番号に含める．
>
> (2)「原則禁忌」の廃止
> ・「原則禁忌」は廃止し，「禁忌」など適切な項へ記載する．
>
> (3)「慎重投与」の廃止
> ・「慎重投与」は廃止し，「特定の患者集団への投与」など適切な項へ記載する．
>
> (4)「特定の患者集団への投与」の新設
> ・「高齢者への投与」「妊婦，産婦，授乳婦等への投与」「小児等への投与」を廃止．「特定の患者集団への投与」を新設し，「妊婦」「生殖可能な男女」「授乳婦」「小児等」「高齢者」「腎機能障害患者」「肝機能障害患者」等の項目に分けて記載する．
>
> (5)「副作用」に記載する事項
> ・記載されている副作用の臨床的意義をわかりやすくするために，発現頻度の高い副作用や投与の継続に影響を及ぼす主な副作用がある場合は，必要に応じて「副作用」の前段に概要として記載する．
>
> (6) その他
> ・記載要領を規定している2つの局長通知（薬発第606号及び薬発第607号）を合わせて1つの通知とする．
> ・添付文書に記載されるべき内容について，全体的な整理を行う．

(5) 医療用医薬品添付文書情報の入手及び検索

　医療用医薬品添付文書情報の入手及び検索は，医薬品医療機器総合機構（PMDA）（図5.2）や各製造販売業者のウェブサイトにおいて可能である．

　このほかにも，以下の情報等を選択して検索可能である．

　○患者向医薬品ガイド／ワクチン接種を受ける人へのガイド，くすりのしおり
　○インタビューフォーム，改訂指示反映履歴及び根拠症例
　○重篤副作用疾患別対応マニュアル（医療関係者向け）
　○審査報告書／再審査報告書等

○ 緊急安全性情報，安全性速報，医薬品・医療機器等安全性情報（厚生労働省発行）
○ 医薬品の適正使用に関するお知らせ，医薬品に関する評価中のリスク等の情報（調査報告書）
○ 医薬品安全対策情報（DSU）
○ 医薬品リスク管理計画（RMP）など

5-1-2 OTC医薬品添付文書

　OTC医薬品は，薬局・薬店・ドラッグストアなどで市販され，「市販薬」「大衆薬」「家庭薬」とも呼ばれる．OTCはover the counterの略で，カウンター越しにお薬を販売するかたちに由来している．近年，急速な高齢化や生活習慣病の増加などの社会的な変化に伴い，QOLの向上など消費者自身の健康に対する関心が高まっている中，身近にあるOTC医薬品等を利用する「セルフメディケーション」の重要性も認識されてきている．WHOによれば，セルフメディケーションとは，「自分自身の健康に責任を持ち，軽度な身体の不調は自分で手当てすること」とされている．今後，医療費等の観点からも，医療用医薬品からOTC薬への移行などが増えるものとみられる．

　OTC医薬品の添付文書は，一般の使用者にも，医薬品の使用に際し，自己判断できることを目的として作成された文書で，適正使用に関わる重要な情報が記載されており，製薬企業が作成する．一般使用者に正確に情報を伝えるために，適宜，図表やイラストを用いる等の工夫をすることなどが求められる．製造販売承認基準のある15薬効群OTC薬を表5.2に示す．

　OTC医薬品は，要指導医薬品と一般用医薬品があり，一般用医薬品はリスクに応じて1類から3類まで分類されている．OTC医薬品分類と情報提供を表5.3に示す．

(1) 要指導医薬品

　要指導医薬品は，医療用医薬品から第1類医薬品に区分が変更直後の，リスク評価が終わっていないスイッチOTC薬，その他劇薬・毒薬，販売直後のダイレクトOTC医薬品等が該当する．その適正な使用のために，薬剤師の対面による情報の提供及び薬学的知見に基づく指導が行われることが必要なものとして，厚生労働大臣が薬事・食品衛生審議会の意見を聴取して指定する．店舗では，生活者が薬剤師の説明を聞かずに購入することがないよう，すぐには手の届かない場所に陳列などすることとされている．

表5.2　OTC薬：製造販売承認基準のある15薬効群

1. かぜ薬	6. 鎮暈薬	11. 鼻炎用点鼻薬
2. 解熱鎮痛薬	7. 眼科用薬	12. 鼻炎用内服薬
3. 鎮咳去痰薬	8. ビタミン主薬製剤	13. 外用痔疾用薬
4. 胃腸薬	9. 浣腸薬	14. みずむし・たむし用薬
5. 瀉下薬	10. 駆虫薬	15. 鎮痒消炎薬

(2) 一般用医薬品

一般用医薬品はその安全性管理の重要度に応じ，第1類医薬品，第2類医薬品，第3類医薬品に分類されている．

1) 第1類医薬品

副作用，相互作用などの項目で安全性上，特に注意を要するもの．店舗においても，生活者が薬剤師の説明を聞かずに購入することがないよう，すぐには手の届かない場所に陳列などすることとされている．販売は薬剤師に限られており，販売店では，書面による情報提供が義務づけられている．

2) 第2類医薬品

副作用，相互作用などの項目で安全性上，注意を要するもの．またこの中で，より注意を要するものは指定第2類医薬品となっている．第2類医薬品には，かぜ薬や解熱剤，鎮痛剤など日常生活で必要性の高い製品が多くある．専門家からの情報提供は努力義務となっている．

3) 第3類医薬品

副作用，相互作用などの項目で，第1類医薬品や第2類医薬品に相当するもの以外の一般用医薬品．体調に影響があったとしても日常生活に支障を来すには至らないレベルのものが区分される．たとえばビタミン剤や整腸薬などである．なお，第1類から第3類のすべての一般用医薬品

表5.3 OTC医薬品分類と情報提供

OTC医薬品分類		対応する専門家	販売者から消費者への説明	インターネット，郵便等での販売
要指導医薬品		薬剤師	対面で書面での情報提供（義務）	不可
一般用医薬品	第1類医薬品		書面での情報提供（義務）	可
	第2類医薬品	薬剤師または登録販売者	努力義務	
	第3類医薬品		法律上の規定なし	

表5.4 OTC医薬品添付文書の記載項目

1. 改訂年月
2. 添付文書の必読及び保存に関する事項
3. 販売名及び薬効名
4. 製品の特徴
5. 使用上の注意
    ①してはいけないこと　②相談すること　③その他の注意
6. 効能または効果
7. 用法及び用量
8. 成分及び分量
9. 保管及び取扱い上の注意
10. 消費者相談窓口
11. 製造業者等の氏名または名称及び住所

は，一部条件付きではあるがインターネット販売が可能である．

OTC 医薬品の添付文書の記載項目を表 5.4 に示す．なお，これらの項目の内容は，平成 23 (2011) 年の厚生労働省通知「一般用医薬品の添付文書記載要領について」に則る．

(3) OTC 医薬品情報入手及び検索

OTC 医薬品情報入手及び検索は，下記の 2 ヶ所において可能である．
・医薬品医療機器総合機構（PMDA） 一般用医薬品・要指導医薬品 情報検索
　参照 URL：http://www.pmda.go.jp/PmdaSearch/otcSearch/
・日本 OTC 医薬品協会おくすり検索
　参照 URL：http://search.jsm-db.info/main2.php

5-2　インタビューフォーム

インタビューフォーム（IF）は，医療用医薬品添付文書等の情報を補完し，薬剤師等の医療従事者にとって日常業務に必要な医薬品の適正使用や評価のための情報，あるいは薬剤情報提供の裏付けとなる情報等が集約された総合的な医薬品解説書として，日本病院薬剤師会が記載要領を策定し，薬剤師等のために当該医薬品の製薬企業に作成及び提供を依頼している学術資料である．

もともと薬剤師が当該医薬品の詳細な情報を得るために製薬企業の医薬情報担当者（MR）等にインタビューを行っていたのがはじまりで，その後情報収集する際の質問事項を定め「インタビューフォーム」として，製薬会社から発行されるに至った．現在は，「IF 記載要領 2013」に基づき作成されており，PDF ファイルによる電子媒体での提供を基本とし，必要に応じて薬剤師がそれを印刷して使用することになっている．

Column　製薬企業の医薬情報担当者（MR）とメディカルサイエンスリエゾン（MSL）

現在は，製薬企業から医師や医療従事者への情報提供は，主に，医薬情報担当者（MR：Medical Representative）といわれる人たちが担っている．MR の役割は自社の医薬品の普及や医薬品の適正使用のための情報の提供・収集・伝達である．承認された医薬品の適切な処方と利用を推進するために，添付文書上の重要かつ承認された事実情報を伝達し，市販後調査の安全性に関する情報収集を行う．

一方，最近注目を集めているのが，メディカルサイエンスリエゾン（MSL：Medical Science Liaison）である．MSL は，MR のように販売促進を目的とせずに，「医学的・科学的な面から製品の適正使用の推進や製品価値の至適化などを支援する職種で，疾患分野に対する高度な専門性と学術知識を持つ者」をいう．オピニオンリーダーである医師のマネジメントや研究対応，論文投稿や臨床研究支援などを行う．従って，MSL には，専門性の高い

知識，コミュニケーション能力及び語学力などが必要不可欠な能力となる．

　欧米では既に MR の人数は大きく減少し，MSL がそれに取って代わろうとしている．国内においても，MSL は今後ますますその重要性が増していくと思われる．

5-2-1　使用にあたり留意すべき点

　インタビューフォームの記載事項ではないものとして，医薬品医療機器等法の規制や製薬企業の機密等に関わる情報，製薬企業の製剤意図に反した情報及び薬剤師自らが評価・判断・提供すべき事項等がある．

　再審査及び再評価（臨床試験実施による）がなされた時点，ならびに適応症の拡大等がなされ，記載内容が大きく異なる場合にはインタビューフォームが改訂・発行される．随時改訂される使用上の注意等に関する事項に関しては，反映されないことがあるので，最新の添付文書などで薬剤師等自らが加筆，整備する必要がある．

5-2-2　医薬品インタビューフォームの入手先

医薬品インタビューフォームを入手する方法としては，次の 2 通りがある．
1. 医薬品医療機器総合機構（PMDA）医療用医薬品　情報検索
　　参照 URL：http://www.pmda.go.jp/PmdaSearch/iyakuSearch/
2. 各製造販売業者のウェブサイト

5-2-3　医薬品インタビューフォームの記載事項

　医薬品のインタビューフォームは，次の 12 項目から構成されている．

Ⅰ．概要に関する項目
　　添付文書には記載がなく，当該医薬品の開発の目的・意義を把握し，薬物治療上あるいは薬物群における位置付けを知ることができる．

Ⅱ．名称に関する項目
　　当該医薬品の化学構造等を知ることにより，類似化合物との関係や有効性及び安定性の判断材料となる．

Ⅲ．有効成分に関する項目
　　当該医薬品の物性を知ることにより，有効性，安全性及び安定性等の判断材料となる．特に，物理化学的性質は，製剤粉砕の可否（吸湿性等）や吸収・排泄の判断材料の 1 つとなり得る．有効成分の確認・定量に関する情報は必要に応じて製薬企業に協力を依頼する．

Ⅳ．製剤に関する項目
　　製剤の特徴を知る上で重要な情報であり，製剤の安定性等を判断する材料となる．添加物，粉砕時等のデータ，また製剤中の有効成分の確認・定量に関する情報は必要に応じて製薬企業に協力を依頼する．

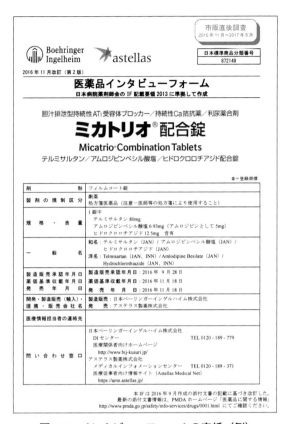

図 5.3　インタビューフォームの表紙（例）
（ミカトリオ®，日本ベーリンガーインゲルハイム）

Ⅴ．治療に関する項目

　当該医薬品の臨床適用の基本情報である．承認された範囲内での事項が記載されており，承認事項以外に関する情報については，MR 等へのインタビューや文献調査等によって薬剤師等自らが内容を充実させる必要がある．臨床成績においては通知された最新のガイドラインに基づいて，臨床適応の裏付けとなる情報が記載されている．

Ⅵ．薬効薬理に関する項目

　当該医薬品の臨床適用の裏付けとなる基礎資料であり，承認事項の情報のみ記載されている．

Ⅶ．薬物動態に関する項目

　ヒトにおける体内動態の指標であり，有効性及び安全性の判断材料となる．しかし，患者背景，人種差及び動物種差等にも留意する必要がある．

Ⅷ．安全性（使用上の注意等）に関する項目

　当該医薬品を使用するにあたっての使用上の注意が記載されており，安全性の確保において重要な情報である．薬剤の適正な使用のために必要な情報の1つである安全性情報は，この項目等から薬剤師等が評価・加工して患者等に提供する．また，項目・背景別の副作用発現率等

表 5.5 医療用医薬品の添付文書とインタビューフォームの記載項目の違いについて

IFにおける記載項目	添付文書への記載状況		添付文書への記載状況
Ⅰ. 概要に関する項目		Ⅷ. 安全性（使用上の注意等）に関する項目	
1. 開発の経緯		◆冒頭部の注意事項	
2. 製品の治療学的・製剤学的特性		1. 警告内容とその理由	
Ⅱ. 名称に関する項目		2. 禁忌内容とその理由（原則禁忌を含む）	
1. 販売名		3. 効能または効果に関連する使用上の注意とその理由	
2. 一般名		4. 用法及び用量に関連する使用上の注意とその理由	
3. 構造式または示性式		5. 慎重投与内容とその理由	
4. 分子式及び分子量		6. 重要な基本的注意とその理由及び処置方法	
5. 化学名（命名法）		7. 相互作用	
6. 慣用名，別名，略号，記号番号		8. 副作用	
7. CAS登録番号		9. 高齢者への投与	
Ⅲ. 有効成分に関する項目		10. 妊婦，産婦，授乳婦等への投与	
1. 物理化学的性質		11. 小児等への投与	
2. 有効成分の各種条件下における安定性		12. 臨床検査結果に及ぼす影響	
3. 有効成分の確認試験法		13. 過量投与	
4. 有効成分の定量法		14. 適用上の注意	
Ⅳ. 製剤に関する項目		15. その他の注意	
〔内用剤の場合〕		16. その他	
1. 剤形		Ⅸ. 非臨床試験に関する項目	
2. 製剤の組成		1. 薬理試験	
3. 懸濁剤，乳剤の分散性に対する注意		2. 毒性試験	
4. 製剤の各種条件下における安定性		Ⅹ. 管理的事項に関する項目	
5. 調製法及び溶解後の安定性		1. 規制区分	
6. 他剤との配合変化（物理化学的変化）		2. 有効期間または使用期限	
7. 溶出性		3. 貯法・保存条件	
8. 生物学的試験法		4. 薬剤取扱い上の注意点	
9. 製剤中の有効成分の確認試験法		5. 承認条件等	
10. 製剤中の有効成分の定量法		6. 包装	
11. 力価		7. 容器の材質	
12. 混入する可能性のある夾雑物		8. 同一成分・同効薬	
13. 注意が必要な容器・外観が特殊な容器		9. 国際誕生年月日	
14. その他		10. 製造販売承認年月日及び承認番号	
Ⅴ. 治療に関する項目		11. 薬価基準収載年月日	
1. 効能または効果		12. 効能または効果追加，用法及び用量変更追加等の年月日及びその内容	
2. 用法及び用量		13. 再審査結果，再評価結果公表年月日及びその内容	
3. 臨床成績		14. 再審査期間	
Ⅵ. 薬効薬理に関する項目		15. 投薬期間制限医薬品に関する情報	
1. 薬理学的に関連ある化合物または化合物		16. 各種コード	
2. 薬理作用		17. 保険給付上の注意	
Ⅶ. 薬物動態に関する項目		Ⅺ. 文献	
1. 血中濃度の推移・測定法		1. 引用文献	
2. 薬物速度論的パラメータ		2. その他の参考文献	
3. 吸収		Ⅻ. 参考資料	
4. 分布		1. 主な外国での発売状況	
5. 代謝		2. 海外における臨床支援情報	
6. 排泄		ⅩⅢ. 備考	
7. トランスポーターに関する情報		その他の関連資料	
8. 透析等による除去率			

IFと添付文書の情報が同じ ，IFに補完情報あり ，IFにのみ記載あり

が記載されており，臨床における副作用モニタリングに応用するとともに，発現頻度を薬剤提供の資料として利用できる．すべての安全性データの集積にあわせて随時改訂されるものではないことから，当該医薬品の製薬企業から提供される添付文書の改訂やお知らせ文書等をもとに，薬剤師等自らが整備し，最新の情報に留意する必要がある．

Ⅸ．非臨床試験に関する項目

添付文書に記載はないが，当該医薬品を使用するにあたって安全性の確保の面において重要な情報である．薬理試験や毒性試験から副作用等の推測が可能となる．

Ⅹ．管理的事項に関する項目

当該医薬品を管理・保管する上での情報とともに，当該医薬品の履歴が記載されている．

Ⅺ．文献

本インタビューフォームを作成するにあたって参考にされた文献が記載されており，詳細な情報を知りたい時の手がかりとなる．

Ⅻ．参考資料

当該医薬品の主な外国での発売状況が記載されており，臨床適応の参考となる．しかし，本邦における承認事項と異なる場合があり，臨床適用あるいは情報提供にあたっては十分留意する必要がある．

医療用医薬品の添付文書とインタビューフォーム記載項目の違いについて，表5.5に示す．一般的な違いであって，必ずしもすべての事例に当てはまらない場合もある．

5-3　医療用医薬品製品情報概要

医薬品に関する概要は，製造販売業者により医薬関係者に伝達され，その適正使用を図ることを目的として，製造販売業者等によって作成される資料である．製品情報概要には，製品の全体像（記載項目を網羅した）を示した総合製品情報概要と，臨床成績や薬効薬理等の特定の項目について記載した特定項目製品情報概要がある．

5-4　重篤副作用疾患別対応マニュアル

重篤副作用疾患別対応マニュアルは，重篤度等から判断して必要性が高いと考えられる副作用について，患者及び臨床現場の医師，薬剤師等が活用する治療法，判別法等を包括的にまとめたものであり，厚生労働省が作成している．現場の薬剤師をはじめとする医療専門職向けの学習ツールとしてとても有用な資料だが，冒頭の部分に「患者の皆様へ」という項目があり，患者向けにも，副作用の概要，初期症状や早期発見と早期対応のポイントなどが平易な言葉で紹介されている．この部分は別途，患者用重篤副作用疾患別対応マニュアルとして掲載されている．同マニュアルはPMDAのサイトに公開されており，入手可能である（表5.6）．

表 5.6　重篤副作用疾患別対応マニュアルリストの一部（医療関係者向け）

年月日	部位・領域	副作用名	症　状
平成 21（2009）年 5月25日	心臓・循環器	うっ血性心不全	「動くと息が苦しい」，「疲れやすい」，「足がむくむ」，「急に体重が増えた」，「咳とピンク色の痰」
平成 21（2009）年 5月25日	心臓・循環器	心室頻拍	「めまい」，「動悸」，「胸が痛む」，「胸部の不快感」，「意識消失」，「失神」，「けいれん」
平成 23（2011）年 4月28日	泌尿器	出血性膀胱炎	「尿が赤味を帯びる（血液が混ざる）」，「尿の回数が増える」，「排尿時に痛みがある」，「尿が残っている感じがする」

（PMDA ホームページを参照）

5-5　患者向け医薬品情報

　国内では，患者向けの個別の医薬品情報として「患者向医薬品ガイド」と「くすりのしおり」が利用可能である．

5-5-1　患者向医薬品ガイド

　患者向医薬品ガイドは，平成 17（2005）年の厚生労働省の通知に基づき，製造販売業者が添付文書の内容に準拠し，患者向けに作成した資材である．患者等が医療用医薬品を正しく理解し重篤な副作用の早期発見等を促すことを目的とし，高校生程度の者が理解できるように作成されている．利用の形態として，以下の場合を想定している．
・自らが使用することを目的とする場合
・医療関係者が，患者やその家族などに薬の説明をするために使用する場合

　患者向医薬品ガイドは，すべての医薬品に作成されるわけではなく，特に患者へ注意喚起すべき適正使用に関する情報等を有する，次に示す医療用医薬品について作成される．作成対象の医薬品は以下のとおりである．
・添付文書に警告欄が設けられているもの
・「効能・効果に関する使用上の注意」等の項に「患者に説明する」旨が記載されているもの
・患者に対し特別に適正使用に関する情報提供が行われているもの等

　また，平成 24（2012）年に，厚生労働省により「医薬品リスク管理計画（RMP）指針」が公表され，「患者向医薬品ガイド」はその中で通常のリスク最小化活動と位置づけされた．平成 25（2013）年以降に申請される新医薬品等に RMP が策定され，その中で患者向医薬品ガイドも作成されることになった．患者向医薬品ガイドの一例を図 5.4 に示した．PMDA のウェブサイトから入手可能である（参照 URL：https://www.pmda.go.jp/safety/info-services/drugs/items-information/guide-for-patients/0001.html）．

第5章 基本となる医薬品情報　73

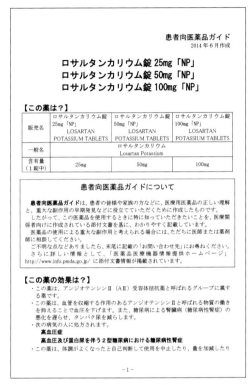
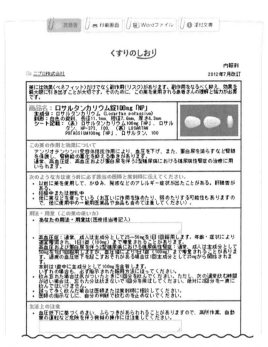

図5.4 患者向医薬品ガイド（例：ロサルタンカリウム錠の表紙）　　図5.5 くすりのしおり（例：ロサルタンカリウム錠）

5-5-2 くすりのしおり

くすりのしおりは，製造販売業者が作成し，くすりの適正使用協議会が1993年から提供している．医師または薬剤師等の医療従事者が患者に服薬指導する際の補助手段として開発された．くすりのしおりは，患者への服薬説明指導書（PMI：Patient Medication Instruction）といえる．そのため，副作用名等は医療従事者が説明することが前提になっているので，専門用語が用いられており，患者自身が理解するには難しい面もある．しかしA4版1枚のコンパクトサイズで使いやすく，医療機関等で利用されている．くすりのしおりの一例を図5.5に示す．英語版も用意されている（参照URL：http://www.rad-ar.or.jp/siori/）．

5-6 欧米の添付文書情報及び安全性情報

5-6-1 米国食品医薬品局

米国食品医薬品局（FDA：Food and Drug Administration）は食品，医薬品，化粧品，医療機器，動物薬などの許可や取締りなどを行う機関である．米国FDAでは，ワクチン，血液製剤及び生物学的製剤は，生物学的製剤の評価・研究センター（CBER：The Center for Biologics Evaluation and Research）が担当し，それ以外の医薬品の承認は医薬品評価・研究センター（CDER：The Center for Drug Evaluation and Research）が担当しており，それぞれから承認薬情報等が提供されている．

(1) 承認薬・添付文書情報

FDA の承認薬情報を調べる場合，Drugs@FDA を利用する（図 5.6）．新薬，生物学的製剤，後発品すべての医薬品が対象でその承認の経緯，添付文書情報，通知など関連資料を見ることができる．

FDA では医薬品の添付文書情報を表す言葉として，ラベル（label）またはラベリング（labeling）が使われている．その他，処方薬情報（prescription information），添付文書（package inserts）などの用語も用いられることがある（参照 URL：https://www.accessdata.fda.gov/scripts/cder/drugsatfda/）．

その他に，添付文書情報を入手するサイトとして，米国国立医学図書館（NLM：National Library of Medicine）が運営している DailyMed がある．DailyMed では動物用医薬品の情報も入手可能である（図 5.7）（参照 URL：https://dailymed.nlm.nih.gov/dailymed/index.cfm）．

(2) 安全性情報

1）Drug Safety Communications

安全性情報である Drug Safety Communications は，医療従事者，患者及びその他の利害関係者も 1 つの文書で情報を共有できるよう意図されたもので，FDA 改革により 2010 年に開始された．安全声明，患者への情報，医療従事者への情報及びデータ概要を含む．

2）MedWatch

MedWatch は，医薬品安全性情報のポータルサイトであり，次の 2 つに大きく分かれる．1 つ

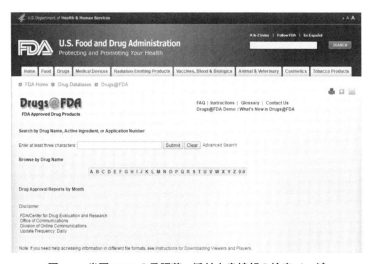

図 5.6 米国 FDA の承認薬・添付文書情報の検索ページ

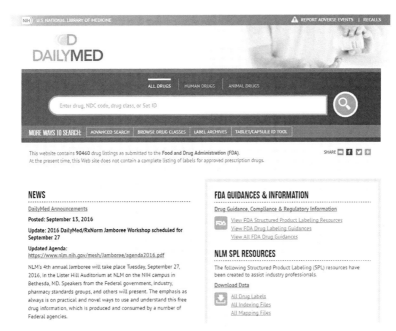

図5.7　DailyMedの検索ページ（米国国立医学図書館（NLM）提供）

は個人（医療従事者及び患者・消費者）からFDAへ有害事象報告を受けるシステム，もう1つは安全性情報の提供である．安全性情報では，safety alertsとして医薬品，生物製剤及び医療機器の回収情報，また医薬品の安全性に関するラベリング改訂（毎月）が提供されている．

医薬品別の情報インデックス（index to drug-specific information）のページでは，医薬品ごとにこれまでに出された添付文書の改訂を含む安全性情報等が時系列に整理されている．個々の医薬品のこれまでの情報の経緯を知ることができるので，大変有用なページである．

3）有害事象報告システム

有害事象報告システム（AERS：Adverse Event Reporting System）のページでは，企業や個人からの有害事象報告のデータが集積されており，四半期ごとのデータファイルが提供されている．FDAが解析した重篤なリスクのシグナル（potential signals of serious risks）も同様に四半期ごとに入手可能であり，医薬品とそのリスク，またその対策がどのような状況かも知ることができる．さらに，医薬品の市販後評価（postmarketing drug and biologic safety evaluations）として，2007年9月以降に承認された新薬について，承認後18ヶ月後，または1万人の患者使用後の安全性評価情報も掲載されている．

4）FDA患者向け医薬品情報（Medication Guides）

FDAの患者向け医薬品情報として，製薬企業が作成するMedication Guidesがある．Medication Guidesは，米国FDAのリスク評価・リスク緩和戦略（REMS：Risk Evaluation and Mitigation Strategies）の要件の1つでもある．FDAが以下に示す状況が1つでも当てはまると判断した場合，作成される．

・重篤な副作用を防止するのに必要と思われる明白な情報がある場合

・患者の意思決定に，製品に関する既知の重大な副作用の情報について知らされるべき場合
・製品の使用に対する指示において，患者の遵守（adherence）がその製品の有効性に必須である場合

また，NLM は DailyMed の他にも NLM's MedlinePlus を運営しており，健康情報から医薬品・サプリメント情報まで，幅広い一般向けの情報提供を行っている（参照 URL：https://medlineplus.gov/）．

5-6-2 欧州の添付文書情報

(1) 欧州医薬品庁の医薬品情報

欧州医薬品庁（EMA：European Medicins Agency）はヒト用及び動物用を対象にした医薬品の審査と監視を行っている機関である．EU の加盟国内の医薬品の承認方式として，大別すると中央承認審査方式と相互承認審査方式がある．中央承認審査方式は欧州委員会が加盟国すべてに迅速に販売承認を与える方式で，相互承認審査方式はある加盟国で得られた承認を他の加盟国も承認する方式である．

EMA から得られる医薬品情報は，中央承認審査方式で承認が得られたものが主である．EMA（以前は EMEA）は，1995 年に設立されたので，それ以前に各国で承認された医薬品も除外される．ただし，相互承認審査方式で承認された医薬品の安全性情報等も検討され，添付文書の改訂についても，各国間での調整が図られている．

1）承認薬・添付文書情報

EMA は，中央承認審査方式により承認が得られた医薬品について，EPAR（European Public Assessment Report）と呼ばれる科学的評価報告書を公表している．この中には，一般の人向けの承認薬情報（EPAR Summary for the public），製品情報として製品概要（SmPC：Summary of Product Characteristics），包装ラベルに記載される Labelling，患者用の添付文書情報として Package Leaflet（PL）などが掲載されている．SmPC は日本の添付文書に該当するものであるが，インタビューフォームを合わせたレベルの情報量がある（参照 URL：http://www.ema.europa.eu/ema/）．

EMA のトップページに検索画面があるが（図 5.8），医薬品の販売名は日本と異なることがあるので，検索には国際一般名（INN：International Nonproprietary Name）を用いるとよい．なお INN は，国内医療用医薬品の添付文書の理化学的有効成分の欄に原則記載されているので，それを参照する（第 2 章参照）．検索結果として，ヒト用医薬品，動物薬，ヒト用ハーブ薬の 3 項目が示されるので，ヒト用医薬品の該当製品を見る．最初に表示されるのは，一般人向けの承認情報で，Q&A 形式で承認に至った経緯や医薬品の注意すべき点などをわかりやすく説明している．製品情報の項目には，SmPC，PL があり，EU 加盟国の言語で提供されている．EU 加盟国から集められた副作用報告は EudraVigilance に集積されている．

(2) 英国の添付文書情報

英語の添付文書の情報収集には，以下に示す情報サイトを活用するとよい．

第5章 基本となる医薬品情報 77

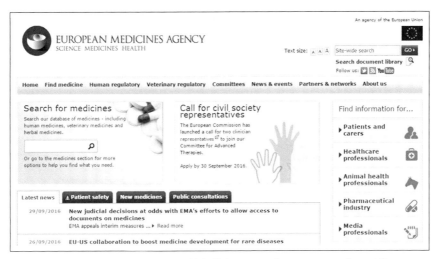

図 5.8 欧州 EMA の医薬品情報検索サイト（EMA のトップページ）

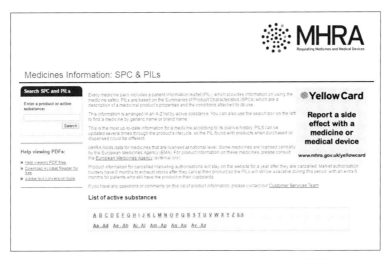

図 5.9 英国医薬品等の規制機関 MHRA の添付文書情報
（医療従事者及び患者向け：SPC 及び PIL）検索サイト

1）英国医薬品・医療製品規制庁

英国医薬品・医療製品規制庁（MHRA：Medicines and Healthcare products Regulatory Agency）は，英国内の医薬品と医療製品等の規制を行っている．2016 年 12 月現在は欧州連合（EU：European Union）のメンバーであるが，EU 離脱後は，医薬品の承認はすべて英国で受けることになり，その条件が多少違ってくることも考えられる．現在，英国の承認薬について，MHRA の医薬品情報のサイトから，製品概要（SPC：Summary of Product Characteristics）及び患者向け添付文書情報（PIL：Patient Information Leaflet）の情報が入手可能である（図 5.9）（参照 URL：http://www.mhra.gov.uk/spc-pil/index.htm）．

2）英国 eMC

英国 eMC（electronic Medicines Compendium）は，英国内の製薬会社と協同し，英国における

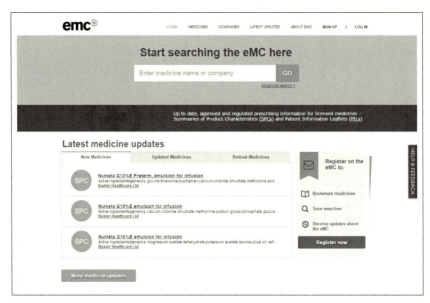

図 5.10 英国 eMC の添付文書情報（医療従事者及び患者向け：SPC 及び PIL）の検索サイト

表 5.7 患者向け添付文書情報の比較

	日本（厚生労働省）	EU（EMA），英国（MHRA）	米国（FDA）
名称	患者向医薬品ガイド	EU：Package Leaflets（PL） 英国：Patient Information Leaflets（PIL）	Medication Guides
目的	重篤な副作用の早期発見等を促す	患者のディシジョン・メイキングをサポート	リスク評価，リスク緩和戦略（REMS）の要件
リテラシーレベル（読解レベル）	高校生程度	小学校 5 年生程度	小学校 5 年生程度
作成範囲	・重大な副作用を有するものなどに限定 ・リスク管理計画（RMP）対象医薬品	すべての医薬品（1999 年～）	REMS 対象医薬品 ・重篤な副作用防止に必要と思われる明白な情報がある場合など
提供形態	ウェブ（PMDA）のみ	ウェブ（EMA, MHRA, eMC），印刷物	ウェブ（FDA），印刷物
副作用の記載	重大な副作用のみ	概ねすべての副作用	概ねすべての副作用

すべての承認薬の製品概要（SPC）及び患者向け添付文書情報（PIL）を提供している（図 5.10）．英国 eMC は，Datapharm 社が提供するサイトで，国民保健サービス（NHS：National Health Service）及び他の関連組織とも協力関係にある．PIL は，トップページにはテキストバージョン（HTML 版）で提供されており，PDF も別途参照できる構成になっている．PIL からは添付文書，

患者からの副作用報告が参照できるようにリンクされている．また，関連医薬品の表示，同じ成分の他製品情報も提供されており，代替の医薬品を知り，比較することが可能である（参照URL：https://www.medicines.org.uk/emc/）．

なお，製品概要である SmPC（欧州 EMA）と SPC（英国 MHRA），患者向け添付文書情報である PL（欧州 EMA）と PIL（英国 MHRA）は，現在は同一のものである．表 5.7 に，日，米，欧の患者向け添付文書情報の比較を示す．

5-7　章末問題

1. 医療用医薬品添付文書と OTC 医薬品添付文書の違いについて述べよ．
2. 医薬品一般名エバスチンの製剤について，医療用医薬品添付文書と OTC 医薬品添付文書を入手し，その違いを比較検討しなさい．
3. 医療用医薬品添付文書とインタビューフォームの違いについて述べよ．
4. 医療用医薬品添付文書とインタビューフォームの情報はどこから入手できるか．
5. 医薬品一般名テルミサルタンについて，医療用医薬品添付文書とインタビューフォームの情報を入手して，その違いを比較検討しなさい．
6. 米国で医薬品の承認等を行っている機関はどこか．
7. 添付文書情報を表す言葉は何というか．
8. 欧州（EU）で医薬品の承認等を行っている機関はどこか．
9. 添付文書に相当する情報を調べるときに用いる情報源は何か．
10. 医薬品一般名テルミサルタンの製剤について，国内，米国，欧州のサイトから添付文書を入手し，情報を比較しなさい．特に，副作用の項目の違いを比較しなさい．

●だけどね…（理想と現実のギャップ）

なべ君：みちこ先生，医薬品情報の基本は添付文書ですよね．現場では，添付文書が読めれば十分でしょう．それ以外にも，学ぶべきものがあるのですか？

みちこ先生：だけどね，添付文書は基本中の基本だけど，それだけでは十分ではありません．まず，インタビューフォームでかなりの情報が補完されます．まず，何の情報が添付文書にはなくて，インタビューフォームにはあるのかを把握しましょう．インタビューフォームの情報でも足りない場合や国内の情報と比較したい場合は，海外，特に米国 FDA や欧州 EMA などから提供されている添付文書情報は簡単に手に入りますので，それらを活用できるようになりましょう．国内よりもいち早く副作用情報をキャッチしたり，また，詳細な情報を入手することも可能ですよ．

第6章
医薬品情報ソースとその利用

この章では，一次資料，二次資料，三次資料の特徴を理解し，それぞれに該当する情報ソースを学ぶ．情報を調べるときのポイントや目的にあった情報収集を行うための情報ソース及びその特徴を理解するとともに，情報検索のポイントや方法を習得する．

6-1 医薬品情報の分類と情報ソース

医薬品情報を有効活用するためには，各種情報源を把握し，最新情報の収集・整理，情報内容の専門的評価，有効活用のための加工を行う必要がある．インターネットから情報を収集する際は，その目的に応じて，信頼性の高い医薬品情報関連サイトや情報源を知っておくことが求められる．しかし，検索エンジンなどを使い情報を収集する場合もあるかと思うが，その際は情報の発信元を見極め，情報内容は批判的に吟味する必要がある．

・一次資料，二次資料，三次資料

医薬品情報はその加工度によって一次資料，二次資料，三次資料に分けられる．一般的に，一次資料は速報性は高く加工度が低い．三次資料はその逆である（図6.1）．二次資料は多くの一次資料を要約，再編集したもので，一次資料を検索するために使用されることが多い．三次資料は，多くの一次資料を特定の観点から整理・集大成したものである．

実際に，情報収集検索を行う際の手順の例を図6.2に示す．臨床業務において，まずは三次情報から見ていくことが一般的である．基本情報としての添付文書やインタビューフォームで解決することも多い．次いで，医薬品の評価情報集や診療ガイドライン，専門領域の書籍等の三次情報をいくつか調べてみる．それでわからない場合は，文献検索等を試みるが，その場合，文献数が多いようであれば，まずはメタアナリシスやレビュー（システマティックレビューがあればな

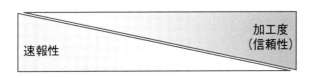

図 6.1　医薬品情報の種類

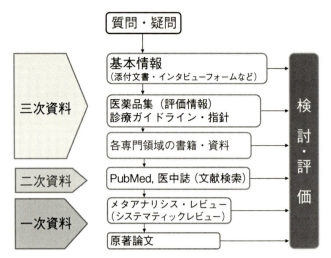

図 6.2 質問・疑問に対する情報収集・検索の手順の例

およい)に限定して検索し,その結果をみて原著論文にあたるとよい.まれな症例等の場合であれば,最初から文献検索し原著論文にあたる必要もある.

6-1-1 一次資料

一次資料はオリジナルな情報を記載した資料のことである.代表的なものに原著論文,記事,学会発表要旨,特許公報などがある.

原著論文の多くは学会誌に投稿され,複数の査読の審査を受ける.しかし,1つの論文だけだと偏りがある可能性があるので,複数の論文を検討する必要がある.また,審査を受けずに報告される学会発表などは,信頼性に乏しい場合もある.

原著論文には冒頭に抄録の項が設けられるが,特に臨床系の論文では,構造化抄録(structured abstracts)の形式をとることが多い(表6.1).論文を読む側にとっては,短時間で効率的に論文のポイントをつかむことができるというメリットがある.

原著論文を含む研究論文が掲載される雑誌に,その影響度を示す指標としてインパクトファクター(IF:impact factor)がある.インパクトファクターとは特定の1年間において,ある特定

表 6.1 論文の構造化抄録(structured abstracts)の項目

(1) 目的(objective)…論文の目的,この論文は何を明確にしようとしているのか
(2) 研究デザイン(design)…研究の基礎的デザイン
(3) セッティング(setting)…研究が行われた場所・環境・設定
(4) 対象患者(patients)…対象患者の人数や選定方法
(5) 介入(intervention)…治療法など
(6) 主なアウトカム評価(main outcome measures)…治療効果を判定するための基準
(7) 主な結果(main result)…主な結果
(8) 結論(conclusion)…臨床に応用できる結論

の雑誌に過去2年間に掲載された論文が，どれくらい頻繁に引用されているかを示す尺度で，学術誌の影響度を表す指標である．インパクトファクターは，Journal Citation Reports のデータベース（米国トムソン・ロイター社が作成）で調べることができ，対象となる雑誌は，Web of Science に収録されている．ただし，インパクトファクターは，個々の論文自体を評価するものではないことに留意しておく必要がある．

研究論文が掲載される代表的な学術雑誌とインパクトファクターを表6.2に示す．

表6.2 主要雑誌のインパクトファクター（2015/2016年）

主要雑誌	インパクトファクター
NEJM（The New England Journal of Medicine）	59.558
The Lancet	44.002
JAMA（The Journal of American Medical Association）	37.684
BMJ（British Medical Journal）	17.445（2014年）
Annals of Internal Medicine	16.440
The Cochrane DB Syst Rev	6.032（2014年）
日本高血圧学会誌（Hypertension Research）	3.208
日本薬学会　薬学雑誌（J. Pharm. Soc. Jpn.）	0.161
医療薬学	なし

6-1-2　二次資料

二次資料は，集積した一次資料を文献検索用に加工したものである．キーワード等によって検索することにより一次資料の書誌事項や抄録を得ることができ，そこから原報にたどれるものをいう．

書誌情報は，雑誌論文の場合次の6項目の基本情報からなる．

著者名	：	論文を書いた人の名前
論題	：	論文のタイトル
掲載誌	：	論文の載っている雑誌のタイトル
掲載巻号	：	何巻の何号に載っているか
掲載ページ	：	何ページに載っているか
発行年	：	当該巻号が発行された年

代表的な二次資料には次のものがある．それぞれの特徴を以下に示す（詳しくは第8章参照）．

(1) PubMed

・世界の生物医学系の文献を対象としたデータベースで，基本的には MEDLINE と同じである．

・米国国立医学図書館（NLM：National Library of Medicine）が作成しており，1997 年よりインターネットで無料公開されている．また，毒性データベースである TOXLINE も，NLM が提供している．TOXLINE は，医薬品や化学物資の毒性に関する文献データを収載したデータベースである．

(2) Embase
・1974 年から世界約 70 ヶ国の生物医学及び薬学関連分野の文献を網羅している書誌データベースで，有料のサービスである．Elsevir 社が提供している．
・医薬品に関する論文の収録の多さで知られる．
・統制語彙集として「EMTREE シソーラス」が作成されており，同義語は見出し語に自動的にマッピングされる．医薬品に特化した検索（drug search）では，医薬品名，CAS 番号，製造業社名，投与経路を指定した検索が可能である．疾患に特化した検索（disease search）では，病名からの検索で，年代，研究対象者を限定した検索が可能である．
・Embase.com では，MEDLINE の文献も同時検索可能である．

(3) 医学中央雑誌（医中誌）
・1903 年に創刊された国内医学系文献の抄録誌で，有料のサービスである．
・医学中央雑誌刊行会により運営され，「医中誌 Web」のサービスがある．
・統制語彙集として，「医学用語シソーラス」が作成されており，同義語は見出し語に自動的にマッピングされる．MEDLINE の MeSH を参考に作成された．

(4) J-STAGE
・国立研究開発法人科学技術振興機構（JST）が提供する国内の科学技術論文データベースである．
・無料のサービスであり，一部の文献を除き全文が入手可能である．
・雑誌論文のほか，予稿集，要旨集，報告書なども収載されている．ジャーナル数は約 1900 誌である（参照 URL：http://www.jstage.jst.go.jp/browse/-char/ja）．

(5) JAPICDOC
・一般財団法人日本医薬情報センター（JAPIC）が提供する国内外の医薬文献情報データベースである．
・国内文献は，医薬品の基礎から臨床までの情報で，特に医薬品の有効性や安全性を中心に収録している．
・海外文献は，安全性に関する情報のみを収録している．

6-1-3 三次資料

三次資料は，もっとも加工度の高い資料で，一次資料や二次資料をもとに特定のテーマについ

てまとめたものである．臨床業務で問い合わせの回答や疑問に対し，数種類の三次資料を用いて調査することが多い．三次資料の主な例を示す．
- 教科書，専門書，診療ガイドライン・指針，公定書などの書籍類
- 添付文書，医薬品インタビューフォーム，医薬品製品情報概要
- 医薬品安全対策情報（DSU：Drug Safety Update）

三次資料の利点と欠点，考慮すべき点について以下にまとめた．
◎三次資料の利点
- 様々な情報ソースからの網羅的な情報が得られる
- 利用が簡単

◎三次資料の欠点
- 最新の情報ではなく，古い場合がある
- 著者が正しい情報ソースを調べたかどうかは，確かではない
- 読者がその情報の質を評価する必要がある

◎三次資料を評価する上で考慮すべき点
- 著者はそのトピックについて十分な経験と専門性を持っているか？
- このテキストはいつ出版されたか？このテキストが最新版か？
- 参考文献は適切に引用されているか？その文献は最新の情報か？
- 他のテキストにも示されている情報と比較し一致しているか？

6-1-4 代表的な三次資料

代表的な三次資料には次のものがある．

(1) 診療ガイドライン

診療ガイドラインは，科学的根拠に基づき，系統的な手法により作成された推奨を含む文書である．患者と医療者を支援する目的で作成されており，臨床現場における意思決定の際に，判断材料の1つとして利用することができる．

1) EBMとガイドライン

根拠に基づく医療（EBM：Evidence Based Medicine）によって，評価の判断を質の高い文献に求める手法が体系化されたことにより，エビデンスの強さのレベルが明確になった．しかし，本来のEBMは，そのようなエビデンスだけではなく，医療者の専門性・経験，患者の価値観・好み及び患者の置かれた状況（臨床的状況と環境）を加えた4つの要素を統合して，患者ケアのために意思決定を行うことが重要である．

2) 診療ガイドラインの定義，位置付け，作成者と使用者

米国医学研究所の定義では，診療ガイドラインは「エビデンスの系統的レビューに基づき，患者ケアの最適化を目的とする推奨を含む文書」となっている．国内では，ガイドラインの拘束力については特に規定はないが，推奨レベルといえる．

ガイドラインは，臨床医のみならず，患者，製薬会社など関連する"stakeholders（利害関係

者)" にも大きな影響を与えるので，このような関係者も作成に関与する体制が望ましい．使用者としては，医師，薬剤師，看護師等の医療関係者及び患者である．"Shared Decision Making（シェアード・ディシジョン・メイキング)" の考えに基づき，診療ガイドラインなどを用いて「医療者と患者による情報が共有された上での決定」を行うことができれば，医療の質や患者の満足度を高めるのに大変有用となる．

3) 診療ガイドライン作成のプロセスと評価

EBM の手法を用いたガイドラインの作成にあたり，大まかなプロセスとして以下のことが行われる．

① 臨床的課題（clinical question）に対して，網羅的かつ的確な情報検索を行い，該当する文献を収集する．
② 一定の基準で選択された文献の批判的吟味を行う．
③ 得られたエビデンスなどをもとにした推奨度を記述する．

また，ガイドラインの評価指標としては，大きく以下の3点が検討対象となる．

① 構造：ガイドラインの内容の質が高いか．
② 過程：ガイドラインにより診療行為が変化したか．
③ 結果：ガイドラインにより患者の健康が改善したか．

そのガイドラインの質の評価手法に，EU を中心とした AGREE（Appraisal of Guidelines for Research & Evaluation）共同計画により開発されたガイドラインがある．

4) 医療情報サービス Minds（マインズ）

医療情報サービス Minds（Medical Information Network Distribution Service）は公益財団法人日本医療機能評価機構が運営するウェブサイトである（図 6.3）．患者と医療者の双方に，診療ガイドラインと関連情報を提供している．Minds は，科学的合理性が高いと考えられる診療方法の選択肢について，患者と医療者が情報を共有し，双方の合意の上で，最善の診療方法を選択できるように，意思決定の支援を目的としている（参照 URL：http://minds.jcqhc.or.jp/）．

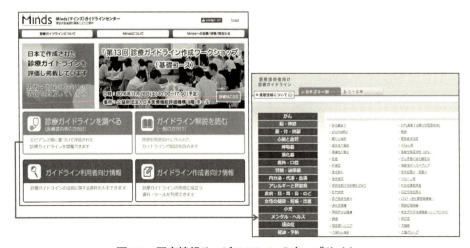

図 6.3　医療情報サービス Minds のウェブサイト

5）がん情報サイト

公益財団法人先端医療振興財団は，米国国立がん研究所（NCI）のがん情報ホームページPDQ®の日本語版を提供している．最新の研究成果に基づいて定期的に更新している，科学的根拠に基づくがん情報の要約である．治療，検診，診断に関する情報のほか，抗がん剤（国内での未承認薬含む）がリストされ，各医薬品のモノグラフや治療情報を得ることができる（参照URL：http://cancerinfo.tri-kobe.org/）．

6）米国 NGC

米国 NGC（National Guideline Clearinghouse）はインターネットを基盤とするエビデンスに基づいた臨床ガイドラインセンターである．医療政策研究局 AHRQ（Agency for Healthcare Research and Quality）の後援を受け，米国医師会及び全米ヘルスプラン協会等と連携し，運営されている．米国外のガイドラインを含め，1,000 以上のガイドラインが収録されている（参照URL：https://www.guidelines.gov/）．

7）英国 NICE

国民保健サービス（NHS：National Health Service）内にある独立組織 NICE（National Institute for Health and Clinical Excellence，英国国立医療技術評価機構）は，ガイダンスとして「診療ガイドライン」とパスウェイ（図6.4），また医療技術に関してその医療効果や経済効果をまとめる「診療技術評価プログラム」を提供している．NICE の診療ガイドラインは，医療技術について費用対効果のラインを明示しており，国の政策に大きな影響を及ぼすといわれている．

またその他，医療者及び患者向けに，エビデンスに基づく疾患・治療に関する情報も提供している（参照 URL：https://www.nice.org.uk/）．

(2) 医薬品評価情報集

国内には，医薬品評価情報集は存在しない．従って，医薬品の比較や評価を調べたいときなどは，海外の情報ソースを参考にするとよい．

1）MICROMEDEX®

医薬関係の数種類のデータベースから構成されている（Truven Health Analytics 提供）．

・DRUGDEX®

DRUGDEX® はエビデンスに基づく医薬品情報のデータベースである．世界の専門家によりレビューされた医薬品評価のモノグラフで構成されている．米国議会で医薬品情報の基準として公定書に認定され，また FDA 承認薬の適応外処方の指標としても認定された情報ソースである．同種同効品との治療効果，評価を比較した臨床例が掲載されている（図6.5）．また，引用文献の出典から PubMed へのリンクや書誌事項が掲載されている．有料のサービスであり，オンラインでの使用に限られる．

この他，DISEASEDEX®（疾患情報），IDENTIDEX®（コードによる医薬品の同定），POISINDEX®（中毒と毒性情報），Martindale なども収載されている．

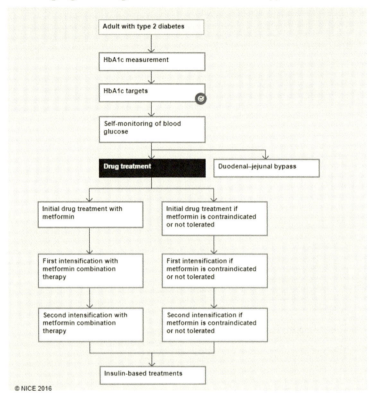

図 6.4　英国 NICE　2 型糖尿病（成人）ガイドラインのパスウェイ（治療の流れ）

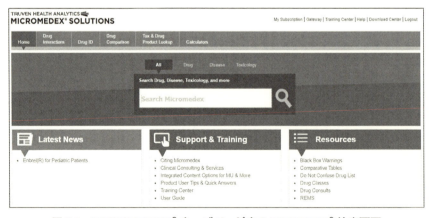

図 6.5　MICROMEDEX® ウェブページ内の DRUGDEX® 検索画面

2）Martindale：The Complete Drug Reference

Martindale は主要国の医薬品評価集である（Pharmaceutical Press 発行）．医薬品の百科事典ともいうべき書籍で，医師，薬剤師を対象とし，治験薬を含む医薬品の動態，毒性，副作用，物性に関する情報が掲載されている．4年に1度出版される．

3）Drug Facts and Comparisons

医薬品の概要が示されている医薬品集であり，処方薬とOTC薬，治験薬情報を同時に検索可能である（Wolters Kluwer Health 発行）．医薬品間の比較表があり，治療グループで分類されている．

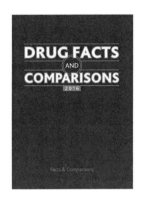

4）American Hospital Formulary Service（AHFS）Drug Information

米国病院薬剤師会（ASHP：American Society of Health-System Pharmacists）が発行．米国の処方薬品集である．薬剤師を対象とし，より臨床指向的であり，適応外使用についても記載がある．適応，毒性，薬理，用法用量，動態，副作用，相互作用，安定性などについて収載されている．毎年発行され，オンライン版もある．

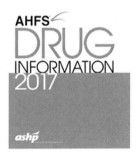

5）Drug Information Handbook

ポケットサイズの医薬品集で，米国薬剤師会（APhA：American Pharmacists Association）が推奨している．米国，カナダの医薬品が掲載されており，一般名がアルファベット順にリストされている（Lexicomp 発行）．毎年更新される．

6）Physicians' Desk Reference（PDR）

米国FDAの承認薬（処方薬）について，ラベル情報（添付文書情報）をまとめた医薬品集である．略称のPDRで名前が通っている．処方薬の効能・効果，用法・用量，禁忌，副作用情報，薬理作用，構造式などが収録されており，毎年更新される．書籍のほか，ウェブサイト（または携帯）等に無料で利用可能なコンテンツがある（PDR Inc. 発行）．

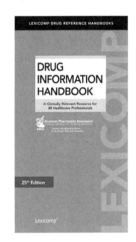

PDR のウェブページ（PDR.net）：http://www.pdr.net/

医薬品情報（医薬品名で検索可）：http://www.pdr.net/browse-by-drug-name

7）USP Dispensing Information（USP DI）

米国の薬局方に収載されている医薬品情報集である（USP Convention 発行）．医療従事者用医薬品情報，患者用医薬品情報，法的要件の3巻よりなる．アルファベット順のモノグラフで，カナダの医薬品も含まれる．毎年発行され，電子媒体での利用が可能である．

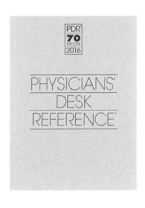

8）British National Formulary（BNF）

英国医師会雑誌（BMJ）及び英国王立薬剤師会（RPS）により発行され，国民保健サービス（NHS）が提供している．医薬品使用に関する適応，禁忌，副作用，服用量，ジェネリック製剤の商品名と価格などが収載されている．電子媒体での利用は英国NHS関係者に限られる．

(3) 医学書

1）MSDマニュアル（旧Merck manual）

MSDマニュアルは，これまでメルクマニュアル日本語版として提供されていたが，2017年1月よりMSDマニュアルの名称に変更になった（MSD社提供）．世界でもっとも信頼されている医学書の1つである．診断と治療のスタンダードとして全世界で利用され，日本でも医学百科として，医療関係者向けのプロフェッショナル版と家庭版が翻訳・刊行されている．2015年以降はオンラインのみでの提供で，無料で利用できる．

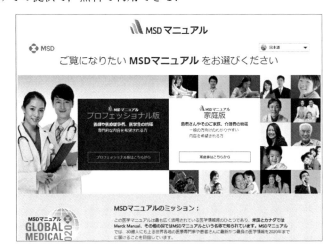

（From the MSD Manuals（Known as the Merck Manuals in the US and Canada and the MSD Manuals in the rest of the world），edited by Robert Porter. Copyright 2016 by Merck Sharp & Dohme Corp., a subsidiary of Merck & Co, Inc, Kenilworth, NJ. Available at http://www.msdmanuals.com/ja-jp/. Accessed［2017/02/27］．）

2）Up To Date

内科，プライマリケア，産婦人科，小児科，一般外科などの分野が収載されており，エビデンスに基づいた臨床意思決定支援情報源である．インターネットでの利用のみである（Wolters Kluwer提供）．

診断，治療，予防，予後などのトピックごとに診療上の疑問に答えるTopic Review形式で，5,600種類以上の医薬品情報のレビューも収載されている．4年ごとに更新される．

3）The Washington Manual of Medical Therapeutics

世界標準の内科治療マニュアルであり，病態生理学，最新治療法に関するエビデンスベースの解説，診断や治療に関するガイダンスなどが収載されている．2，3年ごとに更新される．ワシントンマニュアルは日本語版がある（メディカル・サイエンス・インターナショナル発行）．

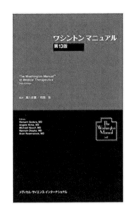
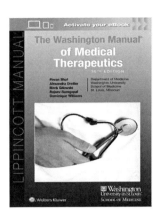

4) Harrison's Principles of Internal Medicine

ハリソン内科学は日本語版がある（メディカル・サイエンス・インターナショナル発行）．内科学のゴールドスタンダードといわれている．病態生理学，臨床症状，診断と治療ガイドライン等が収載されており，5年ごとに出版される．

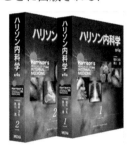
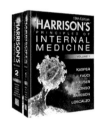

目的・種類別の主な医薬品情報ソース（三次資料）について，表6.3に示す．

表6.3 目的・種類別の主な医薬品情報ソース（2017年1月現在）

目的・種類		名 称	URL
承認薬・添付文書情報	国内	医薬品医療機器総合機構 ・承認薬情報 ・医療用医薬品添付文書情報 ・一般用医薬品添付文書情報	http://www.pmda.go.jp/
	米国	米国食品医薬品局（FDA）承認薬データベース ・Drugs@FDA（添付文書情報含む）	http://www.accessdata.fda.gov/scripts/cder/daf/
		米国国立医学図書館（NLM） ・DailyMed（添付文書情報，ただし動物薬も含む）	http://dailymed.nlm.nih.gov/dailymed/about.cfm
	欧州	欧州医薬品庁（EMA） ・科学的評価報告書（承認薬情報）（EPAR：European public assessment report） ・SmPC（医療者向け添付文書情報） ・PL（患者向け添付文書情報） 検索には医療用医薬品の他，動物薬も含まれる	http://www.ema.europa.eu/ema/

表 6.3 （つづき）

	英国	英国医薬品・医療製品規制庁（MHRA） ・SPC（医療者向け添付文書情報） ・PIL（患者向け添付文書情報）	http://www.mhra.gov.uk/spc-pil/index.htm
		英国 eMC ・SPC（医療者向け添付文書情報） ・PIL（患者向け添付文書情報）	http://www.medicines.org.uk/emc/
患者向け情報（患者向け添付文書情報）	国内	医薬品医療機器総合機構 ・患者向医薬品ガイド	http://www.pmda.go.jp/
		くすりの適正使用協議会 ・くすりのしおり	http://www.rad-ar.or.jp/
	米国	米国 FDA ・Medication Guides	http://www.fda.gov/Drugs/DrugSafety/UCM085729
		米国 NLM ・DailyMed ・NLM's MedlinePlus	https://dailymed.nlm.nih.gov/dailymed/ http://www.nlm.nih.gov/medlineplus/medicines.html
	欧州	欧州 EMA ・EPAR の中に PL（患者向け添付文書情報）あり	http://www.ema.europa.eu/ema/
	英国	英国 MHRA, eMC ・PIL（患者向け添付文書情報）	http://www.mhra.gov.uk/spc-pil/index.htm http://www.medicines.org.uk/emc/
公的な安全性情報	国内	医薬品医療機器総合機構 ・副作用が疑われる症例報告に関する情報 ・緊急安全性情報（イエローレター） ・安全性速報（ブルーレター） ・医薬品・医療機器等安全性情報（厚生労働省発行） ・リスク管理計画（RMP） ・回収情報 ・医薬品安全対策通知 ・使用上の注意の改訂情報 ・厚生労働省発表資料（医薬品等関連） ・医薬品に関する評価中のリスク等の情報 ・DSU（医薬品安全対策情報） ・重篤副作用疾患別対応マニュアル（医療関係者・患者向け）	http://www.pmda.go.jp/
		国立医薬品食品衛生研究所 ・海外規制機関医薬品安全性情報	http://www.nihs.go.jp/dig/jindex.html

表 6.3 （つづき）

	米国	米国 FDA ・MedWatch	http://www.fda.gov/medwatch/safety.htm
		米国 FDA 安全性情報 ・Drug Safety Communications ・Index to Drug-Specific Information 米国 FDA 医薬品別安全性情報リスト	http://www.fda.gov/Drugs/DrugSafety/
	英国	英国 MHRA 安全性情報 ・Drug Safety Update	http://www.mhra.gov.uk/Safetyinformation/index.htm
	オーストラリア	NPS Medicine Wise ・疾患別情報 ・CMI（患者向医薬品情報） ・Australian Prescriber	http://www.nps.org.au/
	WHO	WHO Pharmaceuticals Newsletter	http://www.who.int/medicines/publications/newsletter/en/
医学書		・MSD マニュアル（旧メルクマニュアル）（日本語版） ・Up To Date ・ワシントンマニュアル（日本語版あり） ・ハリソン内科学（日本語版あり）	http://www.msdmanuals.com/ja-jp/
副作用・相互作用		・Meyler's Side Effects of Drugs ・Drug Interaction Facts ・これからの薬物相互作用マネジメント（じほう） ・医薬品 - 食品相互作用ハンドブック 第 2 版（丸善出版） ・図解薬害・副作用学（南山堂）	
妊婦・授乳婦		・Drugs in Pregnancy and Lactation ・実践 - 妊娠と薬 第 2 版（じほう） ・薬物治療コンサルテーション 妊娠と授乳（南山堂）	
診療ガイドライン	米国	National Guideline Clearinghouse	http://www.guideline.gov/
	英国	英国 NICE（National Institute for Health and Clinical Excellence）	https://www.evidence.nhs.uk/ http://guidance.nice.org.uk/CG/Published
	国内	医療情報サービス Minds	http://minds.jcqhc.or.jp/n/
		東邦大学・医中誌　診療ガイドライン情報データベース（検索可）	http://guideline.jamas.or.jp/

> **Column** インターネット上の医療情報をチェックしよう
>
> インターネット上には，種々雑多な医療情報があふれている．情報を調べるとき，Googleなどの検索エンジンを利用することが多い．その場合，情報の妥当性をチェックするために，基本的な方法として，以下の「いなかもち」が提唱されている（聖路加国際大学）．最低限の確認事項である．
>
> 　　い：いつの情報か？
> 　　な：何のために書かれたか？
> 　　か：書いた人はだれか？
> 　　も：元ネタ（根拠）は何か？
> 　　ち：違う情報と比べたか？
>
> もう少し詳しいチェックリストとして，EBMの基本的な考え方に基づいて，以下の10か条が挙げられている（厚生労働省）．
>
> 1　「その根拠は？」とたずねよう　　6　因果関係を見定めよう
> 2　情報のかたよりをチェックしよう　7　比較されていることを確かめよう
> 3　数字のトリックに注意しよう　　　8　ネット情報の「うのみ」はやめよう
> 4　出来事の「分母」を意識しよう　　9　情報の出どころを確認しよう
> 5　いくつかの原因を考えよう　　　 10　物事の両面を見比べよう

6-2　章末問題

1. 一次資料の特徴と該当する資料をあげなさい．
2. 二次資料の特徴と該当する資料をあげなさい．
3. 三次資料の特徴と該当する資料をあげなさい．
4. 診療ガイドラインの定義と国内での代表的なサービスは何か．
5. PubMedのシソーラスは何というか．シソーラスの機能や役割は何か．

●だけどね…（理想と現実のギャップ）

なべ君：みちこ先生，臨床現場では，日本の診療ガイドラインと添付文書があれば医薬品情報活動は一通りできると思いますが，海外の情報を知る意味はあるのでしょうか？そもそも，英語が苦手なのですが．

みちこ先生：だけどね，日本国内には，医薬品の評価情報集は存在しないのです．だから，医薬品間の比較や評価を調べたいときなど，海外の情報ソースを参考にしてください．また，わが国ではまだ未承認医薬品で，海外で既に承認されている医薬品の情報を収集する能力も薬剤師には求められます．英語には少しずつでもいいので電子辞書を引いて，読んで慣れ親しむことが大切です．大規模な臨床試験の積み重ねの結果が，治療の方針を決めていくといっても過言ではありません．臨床論文を読み解く力を身につけることが求められます．また，海外の公的機関，特に米国 FDA の情報などは，大きな影響力を持ちますし，比較的わかりやすい文章ですので，ぜひ活用できるようになりましょう．

第7章 エビデンスベースのアプローチ

この章では，エビデンスとは何か，またエビデンスに基づいた評価を行うため，研究デザインとエビデンスランク，また，EBMを実践するにあたり，PICOの作成などの基本的な事柄を学ぶ．

7-1 アプローチ

7-1-1 EBMとは

EBM（Evidence Based Medicine）は，日本語では，根拠（エビデンス）に基づく医療と呼ばれている．EBMは，「最新最良の根拠を把握した上で，個々の患者に特有の病状や意向（個別性），医師の経験や医療施設などの環境（状況）を考慮した医療を行うための一連の行動指針（福井次矢）」とされている．また，EBMの定義としてもっとも有名なものとして，Sackettは「EBMは，個々の患者のケアについて意思決定するとき，最新で最良の根拠を，良心的に，明示的に，そして賢明に使うことである」としている．

EBMは，1991年にカナダの研究者Gyattが提唱した後，世界中に広がった．エビデンスは，実際に多数の人間で有効性や安全性を確かめた研究の成果で，そのような「最善の根拠」を基

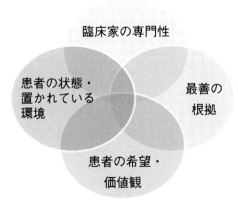

図7.1　EBM実践に必要な4つの要素

に，「臨床家の専門性（熟練，技能など）」，そして「患者の希望・価値観」を考え合わせて，よりよい医療を目指そうとするものである．近年，この3つの要素に「個々の患者の状態や置かれている環境」が追加された（図7.1）．

今日では，このような視点から，研究の成果であるエビデンスやそれをまとめた診療ガイドラインを一般論として参照しつつ，患者の個別の状況や，医療の行われる場の特性も考慮して，「よりよい医療」を考える必要がある．ただし，EBM は臨床家の経験に基づく判断を否定して，「根拠」となる研究論文だけを頼りにするものではない．医療者として，最善の根拠と臨床家の専門性の両方を用いて，患者にとってもっともよいと思われる医療を進めることが EBM の目標である．

(1) 研究デザインとエビデンス

EBM では，研究デザインによりエビデンスレベルのランクは異なる．英国のオックスフォード大学 EBM センターより，治療/予防，病因/害におけるエビデンスレベルのランクが提供されている（表7.1）．それを簡潔に図式化したのが図7.2である．

また，目的とするトピックである「診断」，「予後」，「治療または予防」，「害/病因」，「コスト」などにより，最適な研究デザインが異なる．害などの副作用情報などはランダム化比較試験では，因果関係がわからないことも多いので，コホート研究，症例対照研究，市販後調査などによる検討も必要である（表7.2）．

(2) 真のエンドポイント，代用のエンドポイント

エンドポイントとは，臨床試験における医療行為の有効性や安全性を測るための評価項目である．有効性があると客観的に判断できるか，また結果に普遍性が認められるかが重要となる．エ

表7.1　治療/予防，病因/害におけるエビデンスレベルのランク

1	a	ランダム化比較試験のシステマティックレビュー（均質性あり*）
	b	個々のランダム化比較試験（信頼区間の狭いもの）
	c	治療群以外すべてが死亡の場合または治療群はすべて生存している場合
2	a	コホート研究のシステマティックレビュー（均質性あり）
	b	個々のコホート研究（質の低いランダム化比較試験を含む：例　追跡率が80％未満）
	c	アウトカム研究；生態学的研究
3	a	症例対照研究のシステマティックレビュー（均質性あり）
	b	個々の症例対照研究
4		症例集積研究（及び質の低いコホート研究や症例対照研究）
5		明確な批判的吟味は行なっていない，または生理学や基礎実験，原理に基づく専門家の意見

*均質性とはシステマティックレビューにおいて，個々の研究間の結果の方向性や結果の程度に危惧を与えるバラツキ（異質性）がないことをいう．

(Oxford Centre for Evidence-based Medicine - Levels of Evidence (2009))

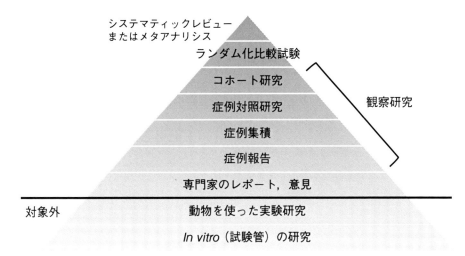

図 7.2 エビデンスレベルのランク

表 7.2 病因，頻度，診断，予後，治療・予防，害における研究デザイン

カテゴリー	カテゴリーの説明	信頼性の高い研究デザイン
病因	ある疾患の原因や危険因子	コホート研究，症例対照研究
頻度	ある疾患の罹患率や発症率	横断研究，コホート研究
診断	ある診断法の診断能	横断研究
予後	ある疾患患者の生存，QOL 等のアウトカム	コホート研究
治療・予防	ある治療法の治療効果や予防効果	ランダム化比較試験
害	ある治療法による副作用や不利益な効果	ランダム化比較試験，コホート研究，症例対照研究

ンドポイントには，真のエンドポイントと代用のエンドポイントの 2 種類がある．

1）真のエンドポイント（true endpoint）

治療行為で本来求めたいアウトカムのことで，客観性・普遍性が認められる項目の最たるものである．真のエンドポイントとして，次の 6Ds がある．

　　Death（生死），Disease（罹病），Discomfort（自覚症状），

　　Disability（身体機能の障害），Dissatisfaction（不満足），Destitution（費用）

真のエンドポイントが向上しているかどうか，これらの項目は治験中の短期間で計測することが難しいため，実際のエンドポイントとなることは困難である．従って，医薬品の場合，市販後に治療行為で求めたいアウトカムが得られることが多い．

2）代用のエンドポイント（surrogate endpoint）

真のエンドポイントを設定することは，臨床試験期間中は難しいため，代用のエンドポイントが設定される．短期間（臨床試験の期間）でも計測できる項目である．ただし，臨床的に有益性を合理的に予測する可能性がある場合に限り有用である．

代用のエンドポイントが複数ある場合，臨床上意味があり，客観性が強い順に優先順位を付け，優先順位の高いものを「プライマリーエンドポイント（主要評価項目）」，それら以外の補助的な項目を「セカンダリーエンドポイント（副次的評価項目）」という．なお，エンドポイントは臨床試験の実施前に，項目の解析方法も含めて治験実施計画書（プロトコル）に記す必要がある．表7.3に，医薬品での真のエンドポイントと代用のエンドポイントの例を示す．

表7.3 真のエンドポイントと代用のエンドポイントの例

分類	真のエンドポイント	代用のエンドポイント
降圧薬	死亡率 虚血性心疾患（心筋梗塞，狭心症など） 脳血管障害	血圧低下
糖尿病薬	死亡率 糖尿病合併症（糖尿病性腎症，網膜症など） 虚血性心疾患（心筋梗塞，狭心症など） 脳血管障害	血糖値低下 HbA1c
抗高脂血症薬	死亡率 虚血性心疾患， 脳血管障害	脂質改善
抗がん剤	生存率 無病生存率，生存期間 QOL	腫瘍縮小

7-1-2 クリニカルクエスチョンと EBM のステップ

患者についての臨床上の疑問をクリニカルクエスチョン（clinical question）といい，その範囲は病態・評価・治療・リスク・予防に関するものなど多岐にわたる．クリニカルクエスチョンは臨床に直結しているが，医療者のみが抱く疑問だけではなく，患者が抱く疑問の場合はペイシェントクエスチョン（patient question）といい，それに答える場合もある．クリニカルクエスチョンの解決のために，EBM の 5 つのステップが提唱されている（表7.4）．

表7.4 EBM の 5 つのステップ

Step 1. 疑問の定式化 ↓ Step 2. 問題についての情報収集 ↓ Step 3. 得られた情報の批判的吟味 ↓ Step 4. 情報の患者への適用 ↓ Step 5. 1～4 の Step の評価

〈EBM の 5 つのステップ〉
(1) Step 1：疑問の定式化
- 患者から生じる疑問をわかりやすい形に整理する過程である．これにより，扱う問題を明確にすることができる．
- 疑問を PICO の形にすることを "疑問の定式化" という（表 7.5）．
- 回答を提供できると考えられる研究デザインを明確に想定するとなおよい．
- 介入研究では何らかの介入（Intervention）の影響を評価するので PICO となる．また，観察研究では，何らかの要因への曝露（Exposure）の影響を評価するので PECO となる．

表 7.5　Step 1：疑問の定式化

PICO	説　明	例
P：Patient（患者）	どんな患者に	高血圧患者が
I：Intervention（介入）	どんな介入をすると	降圧剤を服用すると
C：Comparison（比較）	何と比較して	降圧剤を服用しないのと比べて
O：Outcome（結果）	どんな結果になるか	脳卒中の発生率を減らせるか

(2) Step 2：情報収集
- Step 1 で定式化した疑問を解決すると思われる情報を探す．信頼性のある有用な情報ソースは第 6 章を参照のこと．
- 原著論文を検索する場合は臨床研究論文を検索する（文献検索は第 8 章を参照）．
- Step 1 の内容（カテゴリー）によって，信頼性の高い臨床研究のデザインが異なるので，それぞれの疑問にもっとも適した研究デザインの臨床研究論文を探す必要がある（表 7.2 参照）．

(3) Step 3：情報の批判的吟味
- Step 2 で得られた情報は，その妥当性や有用性を検討する必要がある．入手した臨床論文の内的妥当性（internal validity）を評価する（図 7.3）．内的妥当性は，その論文の研究方法，解析，結果の再現性，考察，結論が適切かどうかを検討し評価する．どのような患者を対象としたか，この研究における限界は何かを把握するほか，専門的な知識による個別判断も求められる（第 9 章参照）．

(4) Step 4：情報の患者への適用
- Step 3 で評価された情報の内容が目の前の患者に適用できるかどうかを考える．これを外的妥当性（external validity）の評価という（図 7.3）．目の前の患者に最適なデータは限られており，文献と患者の特徴がどの程度似ているかを検討する上で，臨床経験による症状評価や判断が必要となる．

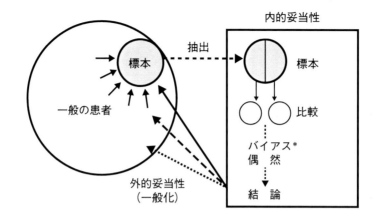

図 7.3 内的妥当性と外的妥当性
＊バイアス：ある一定の方向への「偏り」があるということ．本来測れるはずだった正しい「真の値」から，ある方向へずれさせてしまう要因があって，それによって全体の結果に「ずれ」が生じること．選択バイアス，情報バイアス，交絡などいくつか種類がある．
（Fletcher RH., *et al*（1996）Clinical Epidemiology 3rd ed, Williams and Wilkins より一部改変）

- Step 4 で情報を患者に適用する際には，エビデンス，患者の意向，医療者の経験，診療の現場の環境の 4 つを考慮すべきである．
- 最終的に患者とともに医療行為を決定するというこの部分が，EBM の 5 つのステップの中でもっとも重要な位置づけとなる．

(5) 1～4 の Step の評価
- 1～4 で行った一連のプロセスと医療行為を事後に評価する．
- 適用した医療行為で，患者はどうなったか，改善すべき点はなかったか，あるとすれば，どのように改善すればよかったかなどを分析する．

7-1-3 発生頻度の指標

発生頻度の主な指標には，発生割合と発生率がある．

(1) 発生割合
発生割合は，定義された集団において，ある特定の期間に特定の健康事象を発生した人の割合である．発生割合の比は発生割合比といい，リスク比（risk ratio）と呼ばれることも多い．
　　発生割合＝期間内の健康事象の発生数/開始時点での集団のサイズ
　　発生割合比＝曝露群の発生割合/非曝露群の発生割合

(2) 発生率
発生率は，定義された集団において健康事象を発生した人を，その集団のすべての個々人が経

験した時間の合計で割ったものである．発生率の比は発生率比といい，rate ratio と呼ぶ．コホート研究等で用いられる．

発生率＝健康事象の発生人数/人・時間の合計*

発生率比＝曝露群の発生率/非曝露群の発生率

|例題| ある薬剤を使用（曝露）した群（5症例）と使わなかった（非曝露）群（5症例）について，4年間追跡したところ，以下のような結果となった．発生割合と発生率，発生割合比と発生率比を求めよ．丸印は有害事象発生のため終了，矢印は何らかの理由で中止となった症例である．

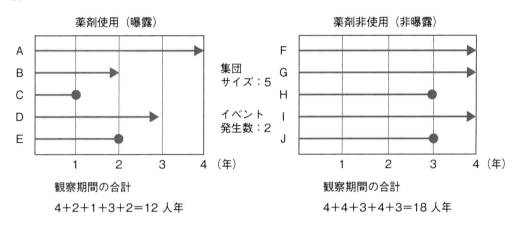

曝露群，非曝露群でのそれぞれの累積発生割合と発生率，発生割合比と発生率比は以下のとおりである．

	曝露群	非曝露群	
累積発生割合	2/5　(a)	2/5　(b)	発生割合比　a/b=1
発生率	2/12　(c)	2/18　(d)	発生率比　　c/d=1.5

7-1-4 研究の種類と特徴

ここでは，主に臨床研究（clinical study）を扱う．臨床研究を大別すると，介入研究（intervention study）と観察研究（observational study）に分けることができる．

(1) 介入研究と観察研究

「介入研究」とは，患者に研究を目的とした何らかの検査や治療，ケアなどの介入を行い，そ

---

*人・時間の合計
　人年法（person-year）を用いる．人年とは，人数と期間の組み合わせである．
「ある期間リスクに曝露された人数」×「その曝露期間」の合計で表す．
・1人を2年間観察した場合も，2人を1年間観察した場合も2人年となる．
・期間により，人日，人週，人月を用いる．

の効果や影響を評価する研究のことである．介入研究は，「臨床試験」と呼ばれることもある．臨床試験の中でも，新薬の安全性や有効性を確かめ，実際に製品としてヒトに使えることを示すために行う試験を「治験」と呼ぶ．

「観察研究」とは，病気の経過を観察したり，医療行為の効果や影響を検討する研究のことをいう．また，既に行われている治療の効果や，その予後を観察する研究も含まれる．長期間かけて発症する疾患や，まれにしか見られない疾患も対象にすることができる．観察研究では，ランダム化比較試験にはないバイアスや治療状況の複雑さ等を，疫学手法で対処することになる．介入研究と観察研究の分類について，図7.4に示す．また，表7.6には介入研究と観察研究の特徴

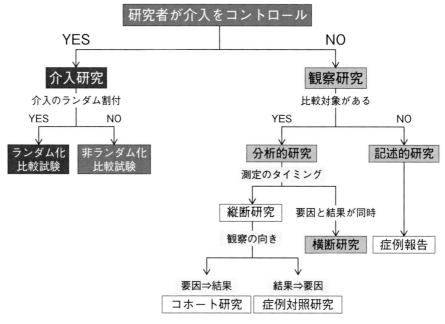

図7.4　介入研究と観察研究の分類

表7.6　介入研究と観察研究の特徴

	介入研究 （ランダム化比較試験の場合）	観察研究
患者層	厳選された患者	一般の患者
割付	治療を患者にランダムに割り振る	治療と未治療の患者を割り当てる． または，結果（有害事象のありなしなど）を特定し，患者を分ける
バイアス	少なく設定	あり
治療状況	時間によらず一定	時間によって変化
追跡期間	一定	人によってバラバラ
コンプライアンス	最小限は確保	よくないこともある

を示す．

1）介入研究
① ランダム化比較試験

　ランダム化比較試験は，無作為化比較試験（RCT：randomized control trial）ともいう．同比較試験は，疫学研究の手法のうち，病気とその要因の関係を証明するために，治療や予防に関する要因を変化させる「介入研究」の方法の1つである．

　RCTでは，対象者を乱数表などの手段を使ってランダムに2つの群に分ける．介入群には評価しようとする治療や予防を行い，対照群には従来の治療を行ったり，効能のないプラセボを投与する（図7.5）．このとき，二重盲検法を用いることが推奨される．二重盲検（double blind）では，患者も主治医も，その薬が新薬かプラセボ（または比較薬）かわからないようにする．これは暗示の効果やひいき目の評価を避けるためであるが，倫理的な問題も抱える．最近ではblindの言葉が好ましくないとのことで，mask（遮蔽）という言葉も用いられる．RCTは，治療法や予防の有効性を客観的に調べることができるので，結果の信頼性は高い．ランダム化比較試験の特徴を表7.7に示す．

　試験中の脱落は，大きなバイアスをもたらすおそれから，通常は80％以上の追跡完了が求められる．そのため，追跡不能者や治療変更者，薬を飲まなかった人などすべての脱落者も含めて解析する方法が取られることが多い．この方法をITT解析（intention-to-treat）という．ITT解析によってバイアスを少なくし，現実的な効果が検討できるとされている．なお，PPB解析（per protocol based）といってプロトコル通りに実施された症例のみを解析する方法もある．

　RCTでは，治療群でアウトカム（転帰）の発生が低下するかどうかを検討するが，その効果

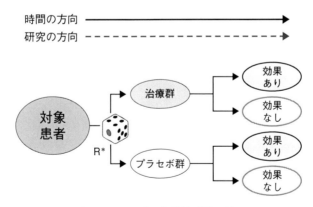

図7.5　ランダム化比較試験の流れ
*R：ランダム化

表7.7　ランダム化比較試験の特徴

長　所	短　所
・もっとも信頼できるデザイン ・未知または未測定の交絡因子を調整可能	・もっとも費用と時間がかかる ・倫理的に問題がある

指標として，次の3つの指標が用いられる．

- 相対リスク減少率（RRR：relative risk reduction）
- 絶対リスク減少率（ARR：absolute risk reduction）
- 治療必要数（NNT：number need to treat）

NNTは1人の患者のイベント発生を抑制するのに何人への治療が必要かを推定した数値であり，介入（治療）群と対照群の発症率の差である，絶対リスク減少率（ARR）の逆数で示される．たとえば，NNT＝20では，20人の患者を治療して1人の患者の疾患を防ぐことができる．NNTが少ないほど治療の効果が高いことを示す．

介入群でむしろ対照群よりも発症が増える場合は，害必要数（NNH：number needed to harm）という用語を用いる．NNTがマイナスの値となるとき，マイナスの符号を削った値がNNHである．

〈RRR，ARR，NNTの求め方〉

介入群と対照群でのアウトカムの結果を比較する．

	アウトカム（＋） （全死亡数）	アウトカム（－） （生存数）	総数
介入群（治療群）	a	b	a＋b
対照群（プラセボ）	c	d	c＋d

- 介入群のイベント発生率（EER：experimental event rate）　　EER＝a/(a＋b)
- 対照群のイベント発生率（CER：control event rate）　　CER＝c/(c＋d)
- 相対リスク（RR：Relative Risk）　　RR＝EER/CER
- 相対リスク減少率（RRR）　　RRR＝1－RR
- 絶対リスク減少率（ARR）　　ARR＝CER－EER
- 治療必要数（NNT）　　NNT＝1/ARR

例題　トラネキサム酸は選択的外科手術において患者の出血を軽減させる．外傷患者にトラネキサム酸を早期短期間投与したときの安全性を，死亡を評価項目として検討した．

10,096例の患者がトラネキサム酸投与群，10,115例がプラセボ投与群に割り付けられ，うち10,060例，10,067例がそれぞれ分析の対象となった．全原因による死亡リスクはトラネキサム酸投与群で有意に減少した（トラネキサム酸投与群1,463例 vs プラセボ投与群1,613例；RR 0.91，95% CI*0.85－0.97；p＝0.0035）．RRR, ARR及びNNTを求めよ．

---

*95% CI（confidential interval：信頼区間）
　95%の確実性で推定母集団が分布する数値幅を95%信頼区間という．言い換えれば，「100回サンプリングしたら，95回はこの範囲内に真の値があてはまる（という確率）」のこと．

	アウトカム（+）	アウトカム（−）	総数
介入群 （トラネキサム酸治療）	a (1,413)	b (9,597)	a + b
対照群（プラセボ）	c (1,613)	d (8,454)	c + d

EER = a/(a + b) = 14.5%

CER = c/(c + d) = 16.0%

RR = EER/CER = 14.5/16.0 = 0.91

RRR = 1 − RR = 1 − 0.91 = 0.09

ARR = EER − CER = 0.015

NNT = 1/ARR = 66.7 → 67 人（整数）　　　　答え　RRR = 0.09　ARR = 0.015　NNT = 67 人

2）観察研究

① コホート研究

　コホート（cohort）は，群や集団を意味する．コホート研究は，前向きコホート研究，後ろ向きコホート研究の2つに大きく分類される．一般に，コホート研究という場合は前向きコホート研究を指す場合が多い．追跡研究または縦断研究とも呼ばれる．

　前向きコホート研究では，曝露群（ある薬剤を使用した群）と非曝露群（薬剤を使用しない群）を一定期間追跡調査し，疾病の罹患や死亡など健康事象の発生頻度を比較する．前向きなコホート研究は，因果関係の「因」から「果」に向かって研究を行う（図7.6）．相対リスク（relative risk）を関連性の指標として評価を行い，リスク比（risk ratio）を求める．

　観察研究では，ランダム化比較試験のような患者の割り付けはできず，使用実態下での薬剤の使用・非使用に分類される．コホート研究の特徴を表7.8に示す．

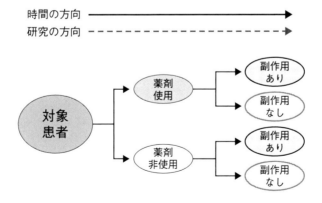

図7.6　コホート研究の流れ

表7.8 コホート研究の特徴

長　所	短　所
・倫理的に問題がない ・複数のアウトカムの研究が可能 ・選択バイアスの余地が小さい ・思い出しバイアス*の影響を受けない ・ランダム化比較試験より安価である	・比較的費用がかかる ・前向き研究では数年を要し，時間がかかる ・アウトカムデータにバイアスの可能性がある ・統合が難しい

*思い出しバイアス：過去の事象に対する思い出しやすさの違いにより生じる．「過去に原因となる要因の曝露を受けたかどうか」を，症例を発生した場合はよく覚えているという偏りがしばしば見られる．

〈リスク比の求め方〉

ある薬剤を使用した群と使用しなかった群を追跡し，その結果の副作用発生状況を比較する．

	副作用発生数	副作用非発生数	総数
ある薬剤使用者 （曝露群）	a	b	a + b
ある薬剤非使用者 （非曝露群）	c	d	c + d

・疾病発生割合　　　　　曝露群：$a/(a+b)$，非曝露群：$c/(c+d)$
・リスク差（寄与リスク：AR※）　$AR = a/(a+b) - c/(c+d)$
・リスク比（RR）　　　　$RR = \{a/(a+b)\} \div \{c/(c+d)\}$

※AR：attributable risk

例題　ある利尿薬の使用者5,000人と他の降圧薬の使用者10,000人を追跡した結果，心筋梗塞の発生数は下表のとおりであった．他の降圧薬使用者に対するある利尿薬使用者の心筋梗塞発生のリスク比（RR）を求めよ．

	心筋梗塞発生数	心筋梗塞非発生数	総数
ある利尿薬使用者	100人	4,900人	5,000人
他の降圧薬使用者	100人	9,800人	10,000人

リスク比（RR）　$(100/5,000) \div (100/10,000) = 2.0$　　　　答え　リスク比　2倍

② 症例対照研究

症例対照研究は，ケースコントロール研究（case control study）ともいう．症例対照研究は，既にある病気を発症した患者と，その病気を発症していないが，発症した患者と年齢や性別などがマッチした人を選び（マッチング），カルテなどの医療記録などからその病気の原因を過去に遡って調査比較する後ろ向き研究である（図7.7）．症例対照研究の特徴を表7.9に示す．

最近では，コホート内症例対照研究の手法も用いられることが多くなった．これは，ケースにはコホート内で発生した有害事象発生例をすべて組み入れ，コントロールにはケース以外の全コ

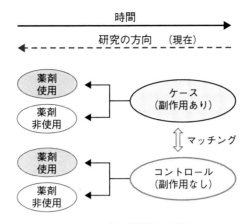

図7.7 症例対照研究の流れ

表7.9 症例対照研究の特徴

長　　所	短　　所
・比較的安い費用で時間もあまりかからない ・複数の曝露について検討可能である ・稀な疾患でも研究可能である	・コントロールの選択方法に問題が生じる ・曝露データにバイアスが生じる ・思い出しバイアスあり ・交絡因子の情報が十分収集できない

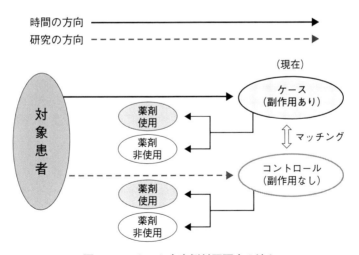

図7.8 コホート内症例対照研究の流れ

ホートの中から，性別や年齢などの交絡因子をそろえる（マッチング）ことにより，症例対照研究としての分析を行う手法である（図7.8）．そのため，サンプルサイズも小さくなり，費用のかかる検査や測定を必要とする研究ではコストダウンを図ることができるという利点がある．

コホート研究が原因から入るのに対し，症例対照研究では結果から入る．病気の患者を症例，病気のない人を対照とするため，症例対照研究と呼ぶ．比較の目的は，コントロール群と比べて

ケース群で特定の曝露歴が多いか否かを明らかにすることで，曝露と健康事象の関連を検討する指標として，オッズ比（odds ratio）が使用される．

オッズとは，ある事象の起きる確率（P）と起きない確率（1−P）の比のことである．確率は0％～100％で0～1の範囲をとる．起きる確率をPとすると，起きない確率は1−Pになり，P/(1−P)がオッズとなる．症例対照研究では，発生率や発生割合といった健康事象の発生頻度を直接測定することはできない．

〈オッズ比の求め方〉

副作用の発生患者と発生しなかった患者の症例に分け，遡ってある薬剤を使用していたかどうか調査し，副作用発生状況を比較する．

	副作用発生数	副作用非発生数
ある薬剤使用（曝露）	a	b
ある薬剤非使用（非曝露）	c	d
総数	a + c	b + d

・オッズ　　　　　副作用発生：a / c　　副作用非発生：b / d
・オッズ比　　　　(a / c) ÷ (b / d) = ad / bc

|例題| 妊娠中にS製剤を服用した女性が出産した子供に奇形が発生した（図7.9）．オッズ比を求めよ．

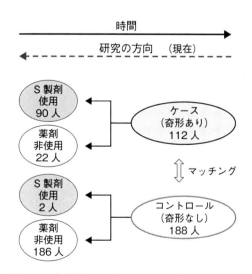

図7.9　症例対照研究の例：妊娠期間中のS製剤使用による奇形の発生

	奇形発生あり	奇形発生なし
S製剤使用（曝露あり）	90人	22人
S製剤非使用（曝露なし）	2人	186人
総数	112人	208人

オッズ比　(90/2)÷(22/186)＝90×186/2×22＝380　　　答え　オッズ比　380倍

● リスク比とオッズ比の関係

まれな疾病や有害事象の場合，リスク比はオッズ比に近似する．

リスク比＝{a/(a+b)}÷{c/(c+d)}，　オッズ比＝a/c÷b/d

例題　妊娠初期の抗てんかん薬の服用と催奇形性について

患者	副作用（＋）	副作用（－）	合計
曝露（＋）	57 (a)	4,200 (b)	4,257 (a + b)
非曝露（－）	3 (c)	1,140 (d)	1,143 (c + d)

コホート研究として

$$\text{リスク比} = \frac{57/4,257}{3/1,143} = 5.15$$

症例対照研究として

$$\text{オッズ比} = \frac{57/3}{4,200/1,140} = 5.16$$

このように，a, c が非常に小さい場合近似した値をとる．

表7.10 に，それぞれの観察研究の比較を示す．

表7.10　観察研究（コホート研究，症例対照研究）の比較

比較項目	コホート研究	コホート内症例対照研究	症例対照研究
研究の向き	前向きが多い	前向きが多い	後ろ向きが多い
時間	長い	長い	短い
費用	高い	安い	安い
観察期間の長いもの	不向き	不向き	向いている
まれな有害事象	不向き	不向き	向いている
発生率の計算	可	可	不可
曝露と有害事象の時間的関係の評価	可	可	難しい
バイアスの影響	制御可能	制御可能	受けやすい

③ 症例集積研究

症例集積研究は，複数の症例を集めて，それらの症状，経過やアウトカムなどを観察しそのデータをまとめて報告したもので，記述研究の1つである．

症例集積研究では対象となった患者数は多くなっても，結果を比べる対照を設けていないことが多いため，症状の改善や副作用の発現などがその治療によるものかどうかを明らかにすることはできない．そのため，他の分析的研究よりもエビデンスレベルは低いとされている．

表7.11 症例集積研究の特徴

長　所	短　所
・費用がかからない． ・発生率の簡便な推定ができる．	・コントロール群を持たず，仮説の証明ができない．

④ 症例報告

症例報告は，ある病気の患者について，1例から数例の治療経過や結果をまとめて報告したもので，記述研究の1つである．まれな病気，あまり見られない症状や経過などを示した症例，通常は行わない特別な治療が有効だった症例などが報告の対象となる．

表7.12 症例報告の特徴

長　所	短　所
・費用がかからない ・迅速に報告が可能で，副作用の早期発見等に有効である	・仮説の検証はできない

⑤ メタアナリシス

メタアナリシス（meta-analysis）は，個々の研究ではデータ不足である場合，信頼性の高い結果を求めるために，過去に行われた同じテーマの複数の論文のデータを収集・統合し，統計的手法を用いて解析する系統的総説である（図7.10）．過去のデータなので，「後ろ向き」である．叙述的な総説とは異なり，体系的，組織的，統計学的，定量的に研究結果をレビューするという特徴がある．統合結果は，フォレストプロットで示される（図7.11，第8章図8.12参照）．

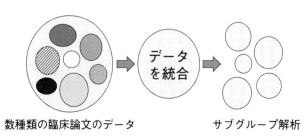

図7.10 メタアナリシスのイメージ

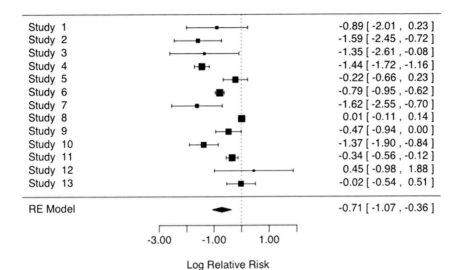

図7.11 フォレストプロット図（サンプル）

表7.13 メタアナリシスの特徴

長　所	短　所
・体系的，組織的，統計学的，定量的な統合解析が可能である ・サンプルサイズが小さく，単一の研究では有意差を検出できない場合でも，複数を統合することで，有意差を検出できることがある	・「報告バイアス」や「出版バイアス」＊が見られることがある

＊出版バイアス：公表論文は有意な結果のみが発表されることが多く，否定的な結果が出た研究は公表されにくいという「出版バイアス（publication bias）」がある．仮に出版バイアスのかかった論文ばかりでシステマティックレビューやメタアナリシスが行われた場合，誤った治療法が選択される危険性が出てくる．ファンネル・プロット（funnel plot）をチェックすることで，このようなバイアスがあるかどうか確認できる．Funnel とは，漏斗（じょうご）を意味する．横軸にオッズ比などの相対リスク，縦軸にサンプルサイズをとり，研究結果をプロットすると，出版バイアスがなければ図7.12の実線のように，ほぼ対称形になる．ファンネル・プロットの対称性を検定することで，出版バイアスの有無が判断される．他にも非対称性が生じる理由は様々あり，メタアナリシスを評価する際には注意を要する．

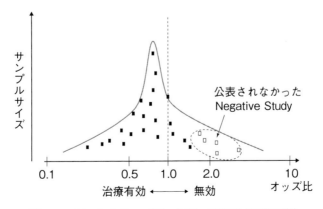

図7.12 ファンネル・プロット図：出版バイアスの例

表7.14 システマティックレビューの特徴

長　所	短　所
・世界中で行われている質の高い臨床研究のデータを集積しているので信頼性は高い ・対象となったトピックについて，多くの文献を読む労力が省ける	・データの集積や統合解析に時間を要する

⑥ システマティックレビュー

システマティックレビュー（systematic review）は，臨床上の疑問に対して，一定の基準を満たした臨床論文を網羅的に収集・吟味し，そのデータを統合して評価を行ったものである．信頼性の高いものにコクラン・ライブラリーが提供しているCochrane systematic reviewがある（第8章参照）．

米国IOM（Institute of Medicine）はシステマティックレビューを以下のように定義している（2011年）．「システマティックレビューは，特定の問題に絞って，類似した別々の研究の知見を見出し，選択，評価し，まとめるために，明確で計画された科学的方法を用いる科学研究である．別々の研究結果の定量的統合（メタアナリシス）を含むことも含まないこともある．」

多くは，定量的システマティックレビュー（メタアナリシス）であるが，そのほかに，定性的システマティックレビューがある．これは，研究や除外された研究の数，対象者の特性と人数，比較と介入の方法，バイアスリスクの評価などを記述し，深い理解を与えるために定性的にまとめたものをいう．

一般的にレビューといわれているものは，基準設定のないものがほとんどであり，システマティックレビューからは除外される．

システマティックレビューと呼べるための条件としては，次の4点があげられる．

1. 参照した研究に漏れがない
2. 採択された研究に偏りがない
3. 中立の立場で一定の基準に基づき各研究を次の観点で評価している：
　　①アウトカムに及ぼす効果の大きさ　②効果の確実性
4. 結論に評価の結果が反映されている

また，システマティックレビューのプロセスとして，以下のことが推奨されている（米国NIH：National Institute of Health）．

1. リサーチクエスチョンを考える
2. 選択基準及び除外基準を定める
3. 研究を特定する
4. 研究の質を評価する
5. データを抽出する
6. 分析し結果を提示する
7. 結果の解釈を行う

8. 必要に応じてレビューを更新する

> ### Column 利益相反（COI：Conflicts of Interest）
>
> 　利益相反とは，教育，研究という学術機関としての責任と，産学連携活動に伴い生じる個人が得る利益と衝突・相反する状態をいう．
>
> 　投稿論文では，著者はその研究にバイアスをもたらす可能性のあるすべての利害関係を開示することが求められている．助成金，資金援助，企業からの資金提供，その他，将来の金銭的利益を表す，出願・申請中の特許のような知的利益などである．たとえば，研究知見の発表に関して，研究への財政援助が出版バイアスの一因になっているということがある．これは，資金提供者がデータを所有することが多く，データが操作・秘匿されやすいためといわれている．従って，論文には，利益相反についての記載が求められることが一般化している．

●だけどね…（理想と現実のギャップ）

なべ君　：EBMって理想にすぎませんよね．結局，医師の裁量や患者の希望になるじゃないですか？

みちこ先生：だけどね，EBMは，個々の患者において，その患者にもっとも適した医療を行うために，あいまいな経験や直感に頼らず，エビデンスに基づいて適切な医療・治療を選択し実践する考え方・方法論です．しかし，EBMは多くの誤解を受けています．たとえば，「EBM」と「エビデンス」の混同，臨床研究の結果，統計学的有意差があればその情報を患者に適応すべきであるという誤解，またEBMは医療者の臨床経験や裁量を否定することに対する誤解，最強のエビデンスはRCT（ランダム化比較試験）であることに対する誤解などがあります．最善の医療を行うために医療者は，十分な臨床経験から養われる臨床的専門スキル（医療におけるアート）を習得し，さらには患者にとって利用可能で適切なエビデンスを上手に使えるスキル（サイエンス）を兼ね備え，患者志向型の行動に向け努力するものといえますね．

第8章

文献データベースの検索

医薬学系文献を探す場合，文献データベースを用いて，キーワードを決めて検索し収集する．この章では PubMed 等を例に，文献検索の基本的な方法を修得する．さらに，ヒットした文献数が多い場合など，条件を設定してより目的に合った文献を検索する，アドバンス検索についても学ぶ．

8-1 PubMed

(1) 概　要

PubMed は，MEDLINE を検索するためのウェブツールであり，MEDLINE は，基礎から応用研究に至る生物医学研究全般の学術文献検索サービスである．MEDLINE は米国国立医学図書館（NLM：National Library of Medicine）内の，国立バイオテクノロジー情報センター（NCBI：National Center for Biotechnology Information）が作成している統合データベースの1つである．PubMed として，インターネット上に無料で提供されている（表8.1）．図8.1 は PubMed のインターフェイスである．

（PubMed　URL：http://www.ncbi.nlm.nih.gov/pubmed/）

(2) MeSH（Medical Subject Headings）

MeSH は，MEDLINE で用いられる索引や検索用の用語が構造化されたシソーラス（統制語彙

表8.1　PubMed の概要

収録分野	生物医学・ヘルス （医学，看護学，歯学，獣医学，薬学，健康科学，介護なども含む）
収録誌	約 5,600 誌，80ヶ国以上 データの約 90％が英語 日本語の論文は約 200 誌
収録期間	1948 年〜現在
データ更新	火曜日〜土曜日 週5日（約 2,000〜4,000 件/日）更新
アクセス	インターネット（無料）

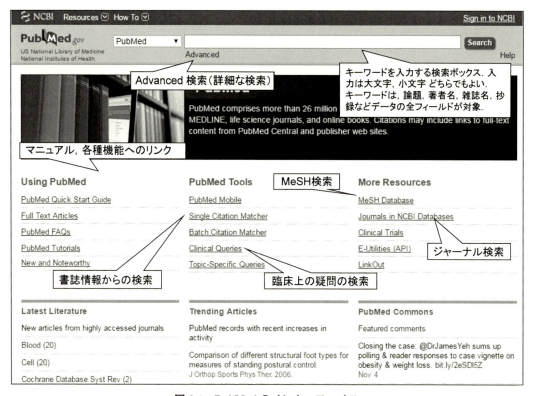

図 8.1　PubMed のインターフェイス

集）である．なおシソーラスとは，様々な医学用語をできるだけ統一して使えるようにまとめられた用語集のことである．MeSH は，MEDLINE で文献の内容を表す適切な用語として付与されるものである．MeSH 用語は年々増えているので，現在付与されていても，過去には存在しない場合もあるので注意したい．

　例として，「がん」という言葉が cancer, carcinoma, neoplasm などいろいろな用語で表現されるが，それを MeSH では neoplasms に統一している．MeSH 用語はすべて一般的な広い意味の用語から特定の狭い意味の用語まで，階層構造になっている．図 8.2 に MeSH 検索の概要を示す．

　思いつく用語を入力して検索すると，自動的に MeSH が参照され，同じ意味の MeSH 用語があれば，それを検索対象とする自動マッピング（automatic term mapping）機能が働く．また，MeSH データベースで検索を行うと，MeSH の下に関連性の高い用語として subheadings（副標目）がリストされるので，それを組み合わせて検索することができる．もし，MeSH のデータベースにその検索用語がない場合には，テキストワードとしての扱いとなる．

（MeSH　URL：http://www.ncbi.nlm.nih.gov/mesh）

(3) 感度と特異度

　文献検索に際し，どれほど網羅的に検索できているかを示す値を感度，どれほど余分な文献を

第 8 章 文献データベースの検索 119

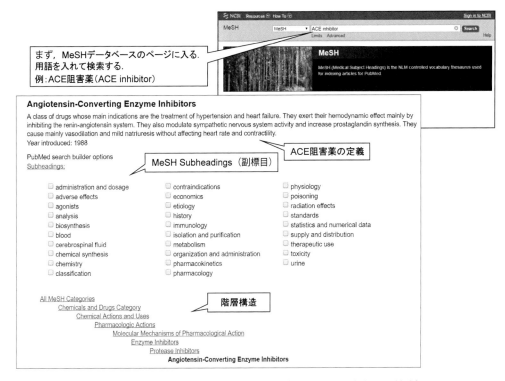

図 8.2 PubMed における MeSH 検索（例：ACE 阻害剤での検索）

含まず検索できているかを示す値を特異度という．文献検索を行う際，検索の感度を高めると，目的としない関連性の薄い文献までノイズとして入ってくる．しかし，逆にノイズを少なくしようとして特異度を高めると，本来目的とした文献まで除かれる可能性がある．検索では，ヒット件数が多すぎる場合は特異度を高め，ヒット件数が少なすぎる場合は感度を高めるとよい．感度を高めるための 1 例として，記事または出版のタイプを限定することができ，メタアナリシスなどにあらかじめ選択しておくことができる．表 8.2 は指定可能な記事の種類である．

表 8.2 PubMed 検索で選択できる記事の種類

・Clinical Trial（臨床試験）
・Editorial（論評）
・Letter（編集者への意見）
・Meta-Analysis（メタアナリシス）
・Practice Guideline（診療ガイドライン）
・Randomized Controlled Trial（ランダム化比較試験）
・Review（総説）

(4) 検索
1) 基本的な検索
① キーワード検索

PubMedのインターフェイスの入力ボックスに，思いつく検索用語を入力する．キーワードをいくつかスペースで区切って並べるが，2つ以上の単語を並べる場合は，演算子（AND, OR, NOT）を用いる．検索用語の後ろに検索項目のタグをつけて指定することもできる（表8.3）．

また検索後，該当する文献が表示されるが，その文献は図8.3に示す書誌情報で構成される．書誌情報は雑誌の場合，著者名，出版年，標題，雑誌名，巻，号ページ範囲などをいう．書籍の場合は，出版社名も必要となる．

② Single Citation Matcher

Single Citation Matcherは，特定の文献を素早く探したいとき，または文献を引用するときに何かを確認したいときなどに用いる．書誌情報の一部，たとえば，ジャーナル名，出版年，巻，号，論文の始まりのページ，著者名，タイトルのうち，わかっている項目をいくつか入力すると，条件に該当する文献が表示される．

表8.3 主な検索項目とタグ

検索項目	タグ	備考
Affiliation	[AD]	筆頭著者の所属機関，住所, メールアドレス
Article Identifier	[AID]	雑誌出版社から提供された論文識別子．[doi] タグを使って検索することもできる
All Fields	[ALL]	automatic term mappingで該当しなかったキーワードについて，すべての項目での検索が行われる
Author	[AU]	著者名
Entrez Date	[EDAT]	PubMedに収録された日
Issue	[IP]	号数
Journal	[TA]	雑誌名
Language	[LA]	言語の種類
MeSH Major Topic	[MAJR]	文献の主要トピックを表すMeSH用語
MeSH Terms	[MH]	統制語彙集
MeSH Subheading	[SH]	副標目
Publication Date	[DP]	出版年月日
Publication Type	[PT]	記事のタイプ
Title	[TI]	文献のタイトルに含まれる言葉や数字
Title / Abstract	[TIAB]	文献のタイトルや抄録に含まれる言葉や数字
Unique Identifiers	[PMID]	PubMedの登録番号

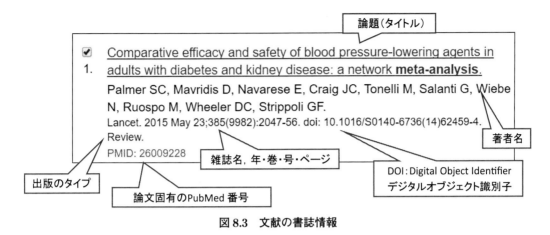

図 8.3　文献の書誌情報

2) Advanced 検索
① Field 検索
Advanced 検索に入ると，Builder の下のボックスにフィールドを選んで検索する機能がある．主な検索項目とタグ（表 8.3 参照）の項目がプルダウンメニューで示されるので，その中から検索したい項目を選ぶことができる．

② Filter 機能
Filter 機能は，検索結果を絞り込みたいときに用いる．一度に様々な絞り込みができるので便利な機能である．記事のタイプ，テキストの利用形態，出版時期，ヒトか動物か，言語，性別，年齢などで絞り込むことができる（図 8.4）．ただし，一度設定すると，解除するまで適用されるので気をつけたい．

③ Advanced 検索の例
例題　次の症例について PICO を作成しなさい．作成後，その用語を用いて検索しなさい．

> 患者 A は血圧が高く，カルシウム拮抗薬を長年服用してきた．最近，血糖値が高く（HbA1c 6.5％以上），腎機能の低下（微量アルブミン尿陰性でアルブミン排泄率＜ 30 mg／日）も懸念されている．
>
> 医師はアンジオテンシン II 受容体拮抗薬（ARB）が糖尿病性腎症の予防にいい（腎保護効果が高い）ということを MR からいわれたが，薬剤師は ACE 阻害薬もいいような記事を読んだ記憶があった．
>
> ARB または ACE 阻害薬のどちらの方が糖尿病性腎症の予防にいいというエビデンスがあるか調べなさい．その際フィールドの出版形式（Publication Type）からメタアナリシスまたはランダム化比較試験を選んで絞り込み検索を行いなさい．なお，事前に MeSH 用語を調べておくこと．

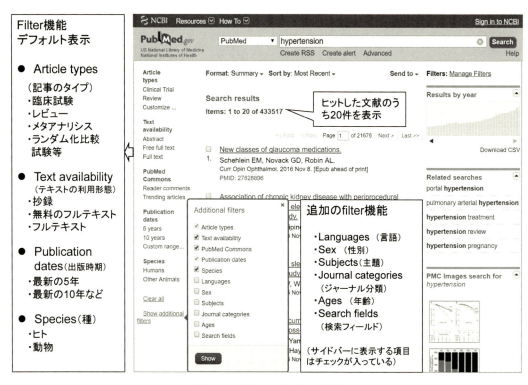

図 8.4　PubMed の Filter 機能

・PICO で臨床の疑問を定式化

まず，PICO を作成する．

PICO とは，どんな患者（Patient）に，どんな介入（Intervention）があると，何と比較（Comparison）して，どんな結果（Outcome）になるのかという4つの要素に分けて定式化するフォーマットである（表8.4）．PubMed で検索を行う際には検索語は英語である．抽出したキーワードに対応する英語の検索語がわからないときには，インターネット上で無料にて使用できる辞書を利用するとよい．

表 8.4　PICO の作成

PICO	説　明	検索用語の英語の例	検索用語（MeSH）
Patient（患者）	高血圧患者において	hypertension	hypertension
Intervention（介入）	アンジオテンシンⅡ受容体拮抗薬の服用は	angiotensin-receptor antagonist	angiotensin receptor antagonists
Comparison（比較）	ACE 阻害薬の服用と比べて	ACE inhibitors	angiotensin-converting enzyme Inhibitors
Outcome（アウトコム）	糖尿病性腎症の予防に効果があるか	diabetic kidney disease	diabetic nephropathies

第8章 文献データベースの検索　*123*

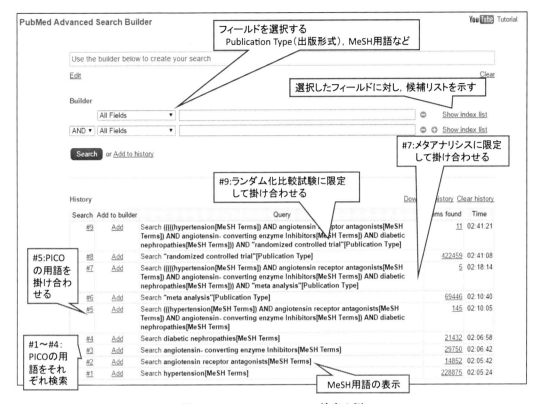

図 8.5　PubMed Advanced 検索の例

・研究デザインを選択

　条件設定の1つとして，研究デザインを選ぶことができる．研究デザインによりエビデンスレベルのランクは異なるので，検索を行う上で重要である．まず，全体的な評価を知りたい場合，メタアナリシスやシステマティックレビュー等で条件を追加してみるとよい．また，ランダム化比較試験に限定して検索を行っていくことも適切である（第7章参照）．

・**作成した PICO を用いた実際の検索の手順**（図 8.5）

＃1：まず，高血圧（hypertension）を MeSH term として検索を行ってみる．Builder の左側のボックスのプルダウンメニューから MeSH terms を選び，その横の検索ボックスに hypertension を入力し検索すると，History に hypertension［MeSH terms］及びヒット数が表示される．

＃2，＃3，＃4：次の検索語であるアンジオテンシン受容体拮抗薬，ACE 阻害薬，糖尿病性腎症の MeSH term を同じ手順で検索する．

＃5：ここで，＃1〜＃4を横の Add ボタンを押して掛け合わせてみる．ヒット数が145とかなり多い．

＃6：そこで，Builder のボックスから「Publication Type」を指定し右側の「index list」を表示させ，"meta analysis" を選び検索する．また，同様の操作は，Limits 機能を利用して Type of Article のメタアナリシス（"meta analysis"）にチェックを入れて検索することもできる．

＃7：＃5と＃6（"meta analysis"）の掛け合わせにより，ヒット数は5件となった．

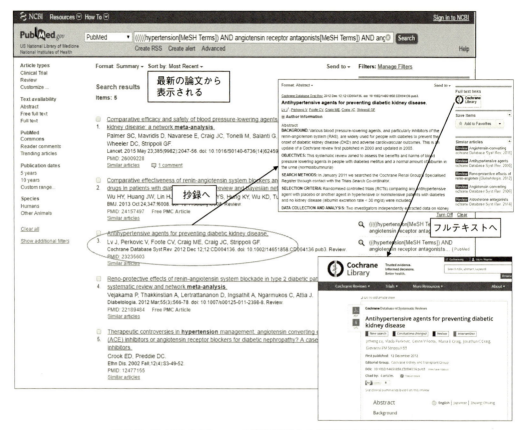

図 8.6　PubMed Advanced 検索結果から元文献を入手する例

＃8：また，ランダム化比較試験（"randomized control trial"）を選んで検索する．
＃9：＃5と＃8（"randomized control trial"）の掛け合わせでは，ヒット数は11件となった．
ヒット件数（Items found）をクリックすると，該当する文献リストが表示される．個々の事例や状況をふまえて，どのくらいの文献数まで絞り込むかを検討する．

　ここで，＃7の検索結果（"Item found"の5件）を図8.6に表示する．3番目の文献はコクラン・ライブラリーの文献であり，タイトルをクリックすると抄録が示される．抄録画面の右上にコクランのロゴマークがあるので，それをクリックすると，コクラン・ライブラリーのページに行き，元文献を見ることができる．

　この検索結果のすべてを保存する場合，次の手順で行う（図8.7）．
1. 保存したい文献番号の上のボックスにチェックを入れる．
2. 右上の「Send to」をクリックして，「Choose Destination」で「File」を選択する．
3. 保存形式として，「Format」及び「Sort（ソート順）」から該当する形式を選ぶ．
4. 「Create File」で，テキスト形式のファイルが作成される．
5. 作成したファイルを保存する．

④ Clinical Queries
　Clinical Queries は，臨床医学の文献検索を想定した検索機能である．臨床論文を簡単に検索し

第8章 文献データベースの検索 125

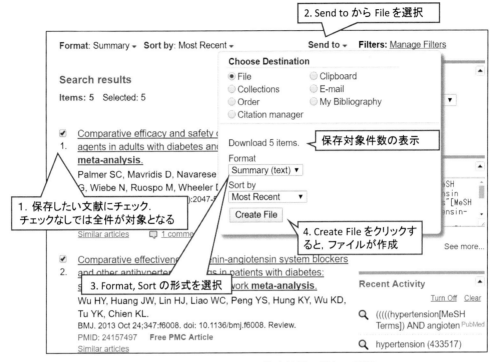

図8.7 PubMed Advanced 検索結果の保存の手順

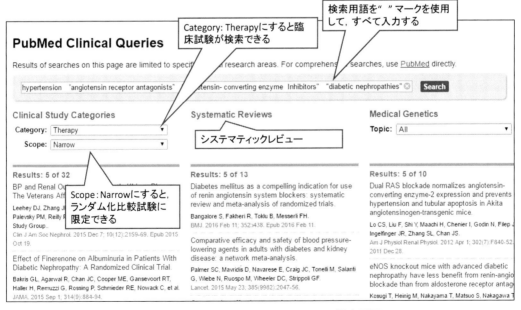

図8.8 PubMed の Clinical Queries の検索画面

たい場合に利用するとよい．しかし，網羅的な検索を行いたい場合は，通常の PubMed 検索を行うことが勧められる．

臨床研究分類（Clinical Study Categories），システマティックレビュー（Systematic Reviews）及び遺伝子関連論文（Medical Genetics）の3つのカテゴリーが用意されている．検索ボックスにすべての検索用語を入れると，一括して検索できる（図 8.8）．

臨床研究分類のカテゴリーでは，病因，診断，治療，予防などを選ぶことができる．Scope はデフォルトでは「Broad」になっているが，「Narrow」に変えるとランダム化比較試験に限定される．

8-2　医学中央雑誌（医中誌）

医学中央雑誌は，医学中央雑誌刊行会が作成する国内医学論文情報のインターネット検索サービスである．1903 年に創刊された国内医学系文献の抄録誌で，医学・歯学・薬学及び看護学など関連分野の刊行物が対象で，約 6,000 誌から収録した約 1,000 万件の論文情報を検索することができる．データ更新は月 2 回で 2000 年より，「医中誌 Web」等のサービスが開始された．

各文献に，「医学用語シソーラス」に基づいてキーワードが付与されている．「医学用語シソー

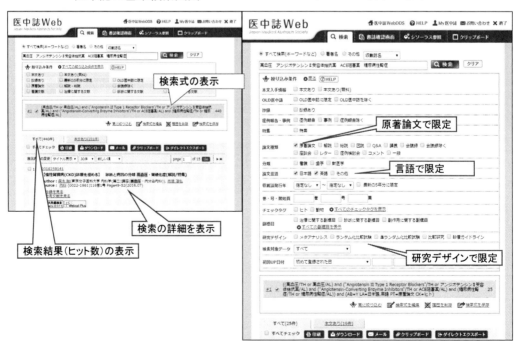

図 8.9　医中誌の検索画面

ラス」は，検索や索引に使用する用語を体系的に関連付けたキーワード集で，MeSH を参考に作られている．検索した用語が，あるシソーラスと同義語である場合，自動マッピング機能が働くが，そうでない場合は，検索語による全フィールドを対象にテキストサーチを行う．

絞り込み条件を，論文種類，言語，収録誌発行年，巻・号・ページ，副標目，研究デザインなどに指定できる（図 8.9）．EBM への対応として，検索対象の限定では研究デザインについて，メタアナリシス，ランダム化比較試験，比較臨床試験及び診療ガイドラインが指定可能である．しかし，国内ではまだランダム化比較試験等は限られており，絞り込みすぎると当該の文献がヒットしない，または数が少ない場合があることも注意したい．
（参照 URL：http://www.jamas.or.jp/user/guide/index.html）

8-3　J-STAGE

J-STAGE は，国立研究開発法人科学技術振興機構（JST）が提供する国内の科学技術論文データベースで，掲載誌は約 2,000 誌である．予稿集，要旨集，報告書なども収載されている．JST は，国内の学会や協会等が発行する学術論文誌の電子ジャーナル化を支援し，ウェブ上で公開し

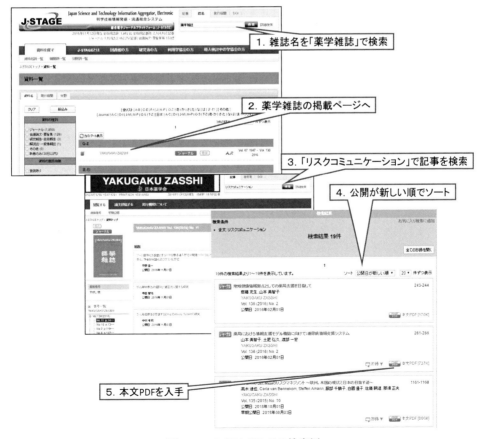

図 8.10　J-STAGE での検索例

ている．一部の文献を除き，無料で全文が入手可能である．雑誌名で検索し，特定の用語でその雑誌を検索した結果を示す（図 8.10）．
（参照 URL：http://www.jstage.jst.go.jp/browse/-char/ja）

8-4 コクラン・ライブラリー（Cochrane Library）

　コクラン・ライブラリーは，エビデンスに基づいた治療と予防に関する医療情報源であり，コクラン共同計画（Cochrane Collaboration）が提供している．コクラン共同計画は，英国の国民保健サービス（NHS：National Health Service）の一環として 1992 年に発足した国際的な医療テクノロジーアセスメントのプロジェクトで，システマティックレビューの評価手法を用いている．

　コクラン共同計画のロゴマークは，フォレストプロットを模式化したもので，新生児呼吸窮迫症候群（RDS：respiratory distress syndrome）の呼吸不全死亡に対するステロイド投与の予防効果を示している（左に行くほど，ステロイドの予防効果がある）．単一の研究ではパワー不足で証明し切れなかった有効性が，統合されることで証明された研究である．

　システマティックレビューは，特定のトピックに対する医学的介入についてのエビデンスを明らかにするために，一定の基準を満たした臨床論文を網羅的に収集・吟味し，そのデータを統合して評価を行ったもので，システマティックレビューは EBM において質的に最良のエビデンスとされる．

　コクラン・ライブラリーは，Cochrane Database of Systematic Reviews（CDSR）をはじめ 8 種類のデータベースを収録している．CDSR は，治療等の介入に対してシステマティックレビューを行い，その有効性を評価したものであり，毎月更新される．

　基本検索は，論文のタイトル，抄録またはキーワードによる検索である．詳細検索は，プルダウンメニューで，全テキスト，出版形式，著者，キーワード，抄録等から 1 つを選んで検索できる（図 8.11）（参照 URL：http://www.thecochranelibrary.com/）．

　しかし，実際に臨床上の疑問や問題があるときは，PubMed から網羅的に検索してコクランのレビュー文献に至ることが多い（図 8.6 参照）．フルテキストでは，メタアナリシスの統合結果がフォレストプロットを用いて示されている．フォレストプロットは，複数の臨床研究の結果及びそれらを統合した結果を視覚的に表現したものである．

　ACE 阻害薬とプラセボにおいて血清クレアチニン値倍化の発生を比較した図を示す（図 8.12）．黒い四角■は，各研究のオッズ比の点推定値を表し，その大きさは症例数に比例する．■を貫く横線の長さは 95％信頼区間を示す．点推定値の■が大きく，信頼区間が短ければより信頼のおける研究結果といえる．最下段に統合結果がひし形◆を用いて示されているが，◆の中心が統合値で，幅は 95％信頼区間を示し，1 をまたいでいなければ，有意差ありという結論になる．

　このメタアナリシスでの血清クレアチニンの倍化率*において，ACE 阻害薬はプラセボと比べ

---

*糖尿病性腎症の臨床的評価方法において，真のエンドポイントとなる生命予後の改善効果を示すために，血清クレアチニン値倍化，末期腎不全への進行及び死亡等の複合エンドポイントを主要評価項目として腎予後の改善効果を示すことが国際的に求められている．

第 8 章　文献データベースの検索　　129

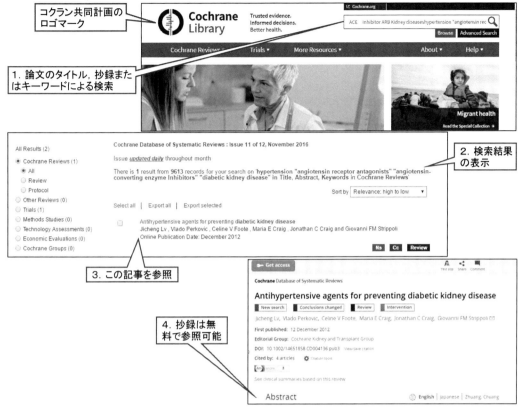

図 8.11　コクラン・ライブラリーの基本の検索

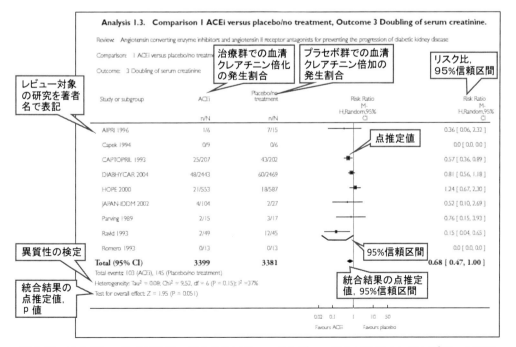

図 8.12　コクラン・ライブラリーのシステマティックレビューにおけるフォレストプロットの例

て低い傾向にあったが，有意とはいえなかったことが示されている．

8-5 章末問題

1. 次の課題に対して，検索式を立てて文献検索しなさい．
   DPP-4阻害薬は心血管イベントの抑制効果が期待されているが，逆に増加するとの報告もある．DPP-4阻害薬の心血管イベントについての安全性について調べなさい．
2. 次の課題に対して，検索式を立てて文献検索しなさい．
   診療ガイドライン等ではビグアナイド薬のメトホルミンを2型糖尿病治療の第一選択薬としている．しかし，メトホルミン単剤での血糖コントロールが不十分になった際，どの系統の糖尿病治療薬を追加すべきかは明確に示されていない．DPP-4阻害薬とスルホニル尿素薬ではどちらを追加するほうが，血糖コントロールによいか．

●だけどね…（理想と現実のギャップ）

なべ君　　：PubMedの検索は英語で大変だし，検索方法を覚えても，臨床現場で，本当に役に立ちますか？

みちこ先生：だけどね，世の中には多くの文献があふれていますが，現在の知見を調べるにはどうしますか．それを効果的，効率的に収集するには，思いついた語句を検索するだけでは不十分で，それ相応の知識とスキルが必要です．臨床上の疑問を解決する上でもそのテーマにあった検索が求められます．また，あるテーマで研究を行う場合も，その分野で，既に「わかっていること」「わかっていないこと」を知り，先行研究で何が行われているかを把握することが第一歩になります．

第9章
臨床研究論文を読む際に必要な情報リテラシー

　臨床研究論文を読む，ただ読む（翻訳する）のではなく，EBM アプローチの観点から臨床研究論文に対して批判的に吟味を行い，読むことはある程度の情報リテラシー，とりわけ臨床研究デザイン及び臨床統計学の知識やスキルが必須である．この章では，批判的吟味のリテラシーのみならず，臨床研究論文を読む際に最低限必要な情報リテラシーを身につけることを目標とする．

9-1　臨床研究論文に対する批判的吟味

　臨床研究論文に対する批判的吟味と聞いて皆さんはどう思われるだろうか．臨床研究論文という公に発表された情報にもかかわらず，なぜ，吟味，評価しなければならないのか？と思ったのではないだろうか．臨床医学・薬学に関する情報は，過去には公にされた情報をそのまま疑うことなく臨床に適用しても特に問題にはならなかった時代もあった．

　しかし，今日の情報社会時代では，患者や社会から医療に対して一定レベルのスタンダードの提示や情報開示及びスムーズな医療システムを求める声が大きくなっている．加えて，インターネットが完全に普及したグローバルな現代社会において，だれでも簡単に専門知識や臨床医学・薬学情報を入手でき，その情報量は膨大で氾濫している状況である．医療者においても同様で，得ることができる臨床医学・薬学情報は，教科書，インターネットの情報（公的機関の情報，データベース，さらには著名な先生のブログ等），学術誌，商業誌の総説（レビュー），原著論文，学会・講演会の演題や著名な先生の講演，製薬会社のパンフレット，新聞，週刊誌，上司の意見など，情報量とその種類量は溢れている．このような時代に，どのようにして確かな情報を手に入れるかが，医療者にとっては特に大切である．

　EBM における臨床研究論文に関する情報検索・収集の基本は，PubMed に代表される医学生物系データベースから臨床研究論文に関する文献検索を行うことである．しかし，PubMed からキーワードを指定して文献検索を行っても 1,000 件以上の論文がヒットすることもまれではない．このように日々大量に押し寄せてくる最新の臨床医学・薬学情報がどのようなエビデンスに基づいているのかを客観的に吟味する作業，批判的吟味（critical appraisal）が不可欠である．情報の少なかった時代には情報を鵜呑みにしてもさほど問題ではなかったが，現在では批判的吟味は，臨床家にとって，必須の医療スキルの1つである．

9-1-1　臨床研究とは

臨床医学情報の基になる臨床研究とは何か？臨床研究の定義は，「人間を対象にした研究で，かつその目的が患者中心に立てられた（患者立脚型）研究である」といえよう．大学の医学・薬学部の研究室で行われている試験管内での実験や動物実験は臨床研究には入らない．試験管内や動物でいくら研究しても患者を対象とした研究の疑問に答えることはできないからである．しかし，人間を対象としても研究者個人の学問的な興味のみで行われているような研究は臨床研究ではない．なぜならば，臨床研究の目的は，病気，病態ではなく患者中心に計画されたものだからである．単に研究者の興味のみの目的で行う研究では，下手をすれば人体実験といわれかねない．

臨床研究は，人間を対象にした研究で，かつその目的が患者中心に立てられた（患者立脚型）研究であることと，その重要性は理解できたと思う．しかしながら臨床研究には問題点が多い．臨床研究に限らず医療には確実なものや絶対なものはなく，不確かさが常につきまとう．それは人間には個体差や環境・社会・心因的な影響が大きく関わっているからである．また，結果を測定する性能（測定機器や医療者の判断評価）にも限界はある．結果は真実の値か？結果は偶然の値か？結果は何か別のものによって歪められていないか？を考慮する必要がある．つまり，実際の研究結果のデータ（事実）とは，真の値に不確かさである「誤差」を足したものと表現することができる．

> 実際のデータ＝真の値＋誤差（系統誤差＋偶然誤差）

9-1-2　誤差とは

誤差には，系統誤差と偶然誤差との2種類がある（図9.1）．系統誤差は，本当の姿を歪め，間違った結論になってしまう研究上の手法的な要因（「ずれ」）である．たとえば，検査方法や計

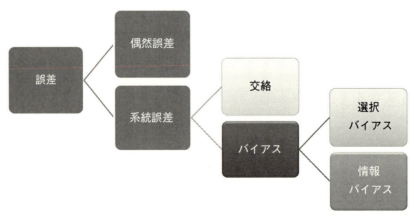

図9.1　誤差とは

表 9.1　治療/予防，病因/害におけるエビデンスレベルのランク

1	a	ランダム化比較試験のシステマティックレビュー（均質性あり*）
	b	個々のランダム化比較試験（信頼区間の狭いもの）
	c	治療群以外すべてが死亡の場合または治療群はすべて生存している場合
2	a	コホート研究のシステマティックレビュー（均質性あり）
	b	個々のコホート研究（質の低いランダム化比較試験を含む：例 追跡率が80%未満）
	c	アウトカム研究；生態学的研究
3	a	症例対照研究のシステマティックレビュー（均質性あり）
	b	個々の症例対照研究
4		症例集積研究（及び質の低いコホート研究や症例対照研究）
5		明確な批判的吟味は行なっていない，または生理学や基礎実験，原理に基づく専門家の意見

*均質性とはシステマティックレビューにおいて，個々の研究間の結果の方向性や結果の程度に危惧を与えるバラツキ（異質性）がないことをいう．

(Oxford Centre for Evidence-based Medicine-Levels of Evidence (2009))

測機器による誤差などがそれに当たる．血圧の自己測定を例にとれば血圧計を使って初めて体温を自ら測った患者は不慣れなことが多く，検査方法に誤差が生じそれが系統誤差となる．また，血圧計のメーカーによっても測定値に誤差が現れる．

系統誤差が大きいと，妥当性，つまり研究の質・エビデンスとして読む価値が低下する．臨床研究では，ランダム化比較試験（RCT）が，このような系統誤差が理論上はもっとも小さく，妥当性が高い研究デザインである（表9.1，詳細は第7章参照）．

一方，偶然誤差は，「ぶれ」に該当し，確率的な要因が影響を及ぼすもので，別名，ランダム誤差と呼ばれている．偶然誤差が高いと信頼性・再現性・精度が低下する．血圧の自己測定を例にとれば，測定を何回も繰り返すと測定値が変動するが，この変動のばらつき（ゆらぎ）は，偶然誤差によるものである．ぶれ幅が大きい場合，一見するとデータが改善もしくは悪化しているように見えても，実は誤差範囲でゆらいでいるだけかもしれない．偶然誤差は，サンプル数によって左右される確率的な問題なので，統計処理によって誤差範囲を予測することもでき，計算法によって調整することができる（図9.2）．

9-1-3　研究手法上における代表的なバイアス

前述の計測機器や測定者の観測に関する系統誤差は，研究手法上のずれによって起こるバイアスである．バイアスは，データを測定後に計算調整することはできないので，データを測定する前にきちんと処理する必要がある．RCTでも，盲信せず細部までバイアスの確認をしなければならない．先入観・思い込み・気のせいという要素は客観性を損なう大きな要因である．代表的なものとして，選択バイアスと情報バイアスがある．

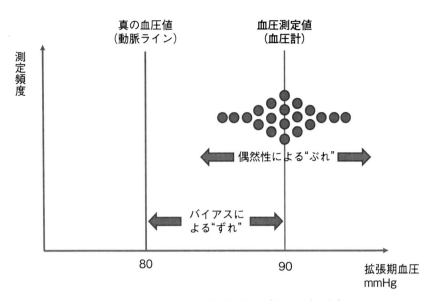

図9.2 バイアスと偶然性の概念図（血圧測定の例）
（R Fletcher（2012）Clinical Epidemiology, *The Essentials* より改変）

(1) 選択バイアス

対象者の選び方によって生じるバイアスを選択バイアスという．選択バイアスは，研究を行う場所，対象者を集める方法，研究参加後の脱落など，様々な場面で生じうる．多くの人の中からランダムに対象を選定したつもりでも，特定の特徴を持った人が偏って選ばれたり，最初から特定の特徴を持った人の集団からランダムに対象を選んだりすることにより生じる．

(2) 情報バイアス

曝露やアウトカムを測定する際，情報の取り違いや測定方法が不十分であるために一方向に偏って測定結果がでてしまうことを情報バイアスという．情報バイアスには，様々な種類があるが，思い出しバイアスもその1つである．思い出しバイアスとは，後ろ向き研究において，被験者の意識的・無意識的な心理によって生じる記憶想起（思い出し）の正確さの差異によって生じる測定バイアスのことである．たとえば，ある疾病に罹患した被験者は過去の曝露歴を正確に思い出し，罹患しなかった被験者は正確に思い出さないような場合，誤差が生じる．

9-1-4 交 絡

交絡とは，2つのデータの間，特に因果関係（原因によってアウトカムが生じる関係）において，本当は直接関連がないにもかかわらず第3の因子によって関連があるように見えてしまうことをいい，その因子を交絡因子と呼ぶ．

交絡が起こりうる要件は (1) 交絡因子がアウトカムの危険因子であり，(2) 交絡因子が原因と関連し，(3) 交絡因子が原因とアウトカムの中間因子でないことが条件である．交絡になりうる要因を測定していれば，データ解析段階でも多変量解析などにより調整できることが特徴であ

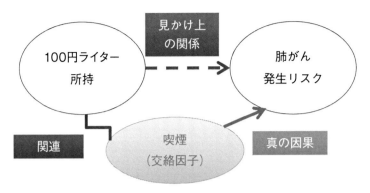

図 9.3　第 3 の因子である交絡因子

る．

　たとえば，図 9.3 において，100 円ライターの所持と肺がん発生リスクとは関連があるように見えるが，本当は，喫煙と肺がん発生リスクとに関連があり（真の因果関係），第 3 の因子（交絡因子）である喫煙が，100 円ライターの所持と肺がん罹患とはあたかも関連があるように見せており，見かけ上の因果関係となっている．

9-1-5　妥当性と信頼性

　研究結果のデータを不確かにする誤差に対しては，妥当性と信頼性を客観的に評価し，それに基づいて判断することが大切である．

　妥当性は，別名，正確度や有効度ともいう．真の値からのずれ・偏り（バイアス）の少なさの指標であり，統計処理できない誤差である．研究や測定を行うときにはバイアスを極力避けるように工夫しなければならないし，結果を解釈する際には，どこにバイアスがあり，どうやって見つけ，どう対処したらいいかをわきまえ，割り引いて評価することが大切である．図 9.4 の「的と矢のモデル図」を見てみよう．弓矢やダーツの目的は的の中心に矢を射ること（正確性），そして何度も繰り返しできること（再現性）を目的にするスポーツ（ゲーム）である．つまり，左上の的の図が理想的なものである．左下の的の図では，的に対して矢が中心（真の値）からずれているのがわかる．的の中心を間違って認識している可能性（バイアス）があり，射る方向性を変える（妥当性，正確度を上げる）ことで的の中心に矢を射ることが可能になる．

　信頼性は，別名，精度・再現性ともいう．同じ研究や測定を繰り返したときの結果のぶれ・ゆらぎ・ばらつきの少なさの指標である．自然界の偶然誤差は，確率的なものなので完全に免れることはできないが，統計計算によって誤差範囲を予測することが可能である．再度，図 9.4 の「的と矢のモデル図」を見てみよう．右上の的の図では，的に対して射った矢がばらついているのがわかる．この場合，もっと多くの矢を射れば的の中心に当たる確率が増えていく，つまり再現性が増すと考えられる．

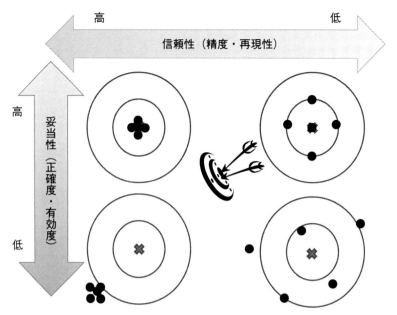

図 9.4 研究結果のデータに対する妥当性と信頼性
(中村好一(2006)基礎から学ぶ楽しい疫学 第2版,p90,図5-2,医学書院より改変)

9-1-6 偶然誤差の制御と評価

　偶然誤差が研究結果データの信頼性に影響を及ぼすことは前述のとおりであるが,信頼性の高い研究,つまり偶然誤差が小さな研究を行うにはどのようにしたらよいのか.答えは,「サンプルサイズを大きくする」,これしかないのである.

　偶然誤差や信頼性の評価に関しては統計学的推定や統計学的検定を用いる.前者は95％信頼区間を提示し,後者は有意確率（p値）を提示する.推定か検定かどちらか一方を信頼性の評価に用いればよいのだが,推定のほうが数量的に偶然誤差の大きさを掲示できる利点がある.

9-1-7 不確かさへの対処

(1) バイアスの制御のためにデザインされたランダム化比較試験（RCT）

　バイアスの制御を目的としたランダム化比較試験（RCT）は1）選択バイアスを減らす目的でランダム化割付けを行い,比較対象を設定する,2）情報バイアスを減らす目的で二重盲検（ダブルブラインド,ダブルマスキング）を行う,3）高い追跡率を保つ,という手順によって選択バイアスを減らすことで,不確かさへの対処を行うことができる（図9.5）.

(2) 交絡を制御する

　バイアスの制御は,研究の計画段階で行わなければならないことは前述のとおりである.一方,交絡の制御はデータの解析段階でも可能である点がバイアスの制御と大きく異なる.交絡を

第9章 臨床研究論文を読む際に必要な情報リテラシー　　*137*

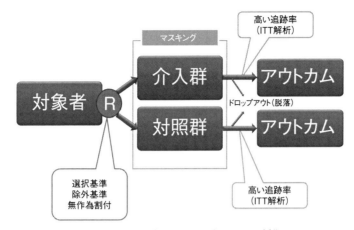

図 9.5　臨床研究におけるバイアスの制御

制御する方法は表 9.2 のとおりで，研究計画段階で 3 通り，データの解析段階で 2 通りがある．

9-1-8　効率的に臨床研究論文を読むために

　臨床研究は，各々のカテゴリーにおいて信頼性の高い臨床研究デザインが異なる（第 7 章参照）．そこで，効率的に臨床研究論文を読むためには，各々のカテゴリーの臨床研究に呼応したエビデンスを批評することが必要となる．臨床研究のエビデンスの批評については，米国医師会雑誌である JAMA（The Journal of the American Medical Association）に 1993~2000 年にかけて連載された Users' Guides to the Medical Literature シリーズが有名である．現在は，執筆者であった Gordon Guyatt らによってシリーズをまとめた著書（Users' Guides to the Medical Literature: A Manual for Evidence-Based Clinical Practice, 3rd ed）があり，わが国でも，いくつか関連する訳本（JAMA ユーザーズガイド）が発刊されている．
　この JAMA ユーザーズガイドの特徴は，臨床研究の質を評価し，実践に適用できるかどうかを判断することを視点として，「その研究は結果を利用するに値するほど良質か？」，「その知見を自分の診療環境で適用することは可能か？」，「その結果は自分の患者にとってどのような意味をもつか？」の 3 つの柱をあげ，エビデンスを批評する際には，① 妥当性（読む価値）→ ② 結果→ ③ 信頼性（確実性）→ ④ 臨床的意義（有用性）の順番にチェック評価する内容となっている．今回は紙面の関係上，臨床研究カテゴリーである「治療・予防」JAMA ユーザーズガイドに基づいたエビデンスを批評するチェックリストを示す（表 9.3 p.139）．その他のカテゴリーのチェックリストや詳細については，JAMA ユーザーズガイドの原著及び関連参考書を参照されたい．

9-2　臨床研究論文の構成要素と情報リテラシー

　臨床研究は，一握りの標本データから真実を予測し，仮説を検証することを目的としている．しかし，前述のとおり臨床研究には不確かさが伴うため，バイアス（ずれ）や偶然性（ぶれ）が生じる．臨床研究は，すべての患者に対して研究を行うことは不可能なので，一部のデータ（事

表9.2 交絡因子の制御方法

時期	制御方法	実 例	利 点	欠 点
計画段階	無作為化 無作為割付	介入群と対照群を割り付ける.	既知の交絡因子だけでなく,未知の交絡因子も制御できる.	介入研究でしか制御できない.
	限定	交絡因子の1つの状態のみを観察対象とする.	完全な制御ができ,解析も容易.	結果の一般化(外的妥当性の評価)に問題が残る. 標本サイズが小さくなる.
	マッチング	比較する2群で交絡因子が等しくなるように対象者を設定する.	限定より標本サイズが大きくできる.	限定よりは作業が面倒である. マッチした項目が危険因子として関連している場合,それが危険因子として観察できなくなる.
解析段階	層化	交絡因子の層ごとに解析を行う.もしくは層ごとの解析を統括する.	前提が少なくてすむ. 直接的な方法で理想的であり,計算も比較的容易.	標本サイズの制御から制御できる交絡因子が限られる. カテゴリーデータでなければならない.
	数学的モデリング	多変量解析による因子間の影響を除去する.	標本サイズが小さくても可能. 数量データをそのまま使える. 複数の因子を同時に制御できる.	モデルへの組み込みが前提. コンピュータソフトが必要で,結果の解釈が難しい.

実)から真の値(真実)を推定するとともに,一部のデータが確実であるかを検証し普遍的真理を導き出す.

　臨床研究の流れは,図9.6(p.140)のように1)仮説を立てる,2)適切な研究計画を設定し,対象者を選択しデータを収集する,3)データを解析し,全体像(真の値)を統計学的に推測する,4)臨床的解釈を行う,の手順で進めていく.臨床研究では,個人差によるばらつきの対策として集団での評価により科学的に検証を行うのに対し,診療は,エビデンスを個々に使い分け,個別化医療を目指す行動であり,その違いを十分認識すべきである.

　臨床研究論文の構成は,タイトル(title),抄録(abstract),緒言(introduction),方法(methods),結果(result),考察(discussion),その他,表(table),図(figure)引用文献(references)及び謝辞,利益相反等からなる.

　この節では,実際のエビデンスを生み出す観点から,臨床研究論文の各構成要素を知り,臨床研究論文を読む際に,必要な情報リテラシーのカギとなる臨床研究デザイン及び統計学のポイン

表9.3 治療・予防のエビデンスチェックリスト

評価手順	評価項目 (チェック項目)			
I 妥当性の評価（読む価値があるか？）	研究デザイン	ランダム化比較試験かどうか？ 比較対象があるか？	はい □ いいえ □	
	被験者（患者）	選択基準，除外基準が明確に示されているか？	はい □ いいえ □	
	研究実施場所 （セッティング）	一般性があるか？	はい □ いいえ □	
	背景因子	2群間で背景因子に差があるか？	はい □ いいえ □	
	治療方法	治療方法に違いはないか？ （プロトコルと実際の治療内容に差がないか）	はい □ いいえ □	
	アウトカム	プライマリ・エンドポイントが真のアウトカムか？	はい □ いいえ □	
	マスキング （ブラインド）	被験者及び研究者は，治療内容を知らなかったか？	はい □ いいえ □	
	追跡 （フォローアップ）	追跡期間は十分に長く，追跡率は高いか？ （追跡率は一般に80％以上）	はい □ いいえ □	
	ITT解析	脱落者やプロトコル逸脱者を割付時のグループに含めて解析しているか？	はい □ いいえ □	
II 結果の評価（効果があるのか？）	リスク比とリスク差	アウトカムのリスク比を評価しているか？ アウトカムのリスク差を評価しているか？	はい □ いいえ □	
III 信頼性の評価（確実か？）	有意水準（p値） 信頼区間	結果が偶然ではないか？ p値，信頼区間から結果の確実性・再現性を評価できるか？	はい □ いいえ □	
IV 臨床意義の評価（使えるか？）		統計学的に有意差があっても臨床的に意味があるとは限らない．リスク差は大きいか？	はい □ いいえ □	
		実施の患者は，論文の患者の臨床像に合致しているか？	はい □ いいえ □	
		実施の患者に，この治療は役に立つのか？（副作用を含めたすべてのアウトカムを考慮した臨床判断か？）	はい □ いいえ □	
		患者の意向や価値観を考えたか？	はい □ いいえ □	

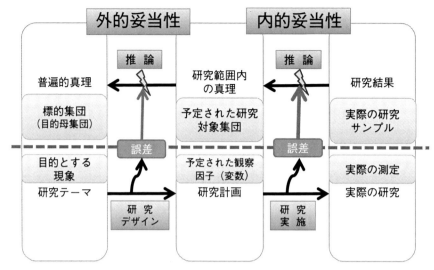

図 9.6　臨床研究の目的と流れ

トについて，2006 年の NEJM 誌に掲載された Alan Sandler らによる "Paclitaxel–carboplatin alone or with bevacizumab for non–small-cell lung cancer"（*NEJM* 355：2542-2550, 2006.；E4599 試験）を取り上げ解説する．

9-2-1　タイトル（title）を読み解く

臨床研究論文のタイトルの付け方に決まった形やルールはないが，研究内容がひと目でわかるような簡潔なものがよい臨床研究論文といえる．また研究デザインの型が含まれるとなおさらよい．今回取り上げた NEJM 誌の論文 Paclitaxel-carboplatin alone or with bevacizumab for non-small-cell lung cancer（非小細胞肺がんに対するパクリタキセル＋カルボプラチンのみの投与とベバシズマブとの併用投与の比較）は，タイトルを見て研究内容がひと目でわかる．また，PubMed などの医学文献データベースを検索する際，検索ユーザーにとってタイトルは非常に重視されることからもタイトルは重要である．

9-2-2　抄録（abstract）を読み解く

古い医学系論文の抄録（abstract）では，特に体系化された規定もなく著者が自由に書いているもの（非構造化抄録）が普通であったが，徐々に IMRAD 形式，つまり，背景・目的（introduction），方法（methods），結果（results），及び（and），考察（discussion）の構造化抄録が一般になり，PubMed などの文献データベースの発展につながっている．

1987 年に構造化抄録ガイドラインが発表され，「CONSORT」（臨床試験報告に対する統合基準）声明や「STROBE」（観察的疫学研究報告の質改善）声明などが出され，1990 年，Haynes RB らによって，背景・目的，研究デザイン，研究セッティング，対象者，介入，アウトカム（主な評価指標），結果，結論の 8 項目版構造化抄録（*Ann Intern Med.* 1990, 113, 69-76）が臨床研究論文に推奨され，JAMA 等で採用されている．この 8 項目構造化抄録にはクリニカルクエス

チョンの PICO の 4 要素を具体的明確に提示されている．IMRAD 形式の抄録でも，方法（methods）の項目に研究デザイン，研究セッティング，対象者，介入，アウトカム（主な評価指標）が入ると，方法がより具体的で明確となる．

よって，抄録を読むことは PICO を読み解いていくといっても過言ではない．臨床研究の概要は，PICO の 4 要素であることは前述（第 7 章参照）のとおりである．まずは，前述の NEJM 誌の臨床試験の抄録から PICO を読み取ることにする（図 9.7）．

PICO の 4 要素を整理すると以下のようになる．
P：再発または進行した非小細胞肺がん（ⅢB またはⅣ期）の患者において
I：CP 療法［カルボプラチン（CBDCA）＋パクリタキセル（PTX）］＋ベバシズマブ療法は
C：CP 療法と比較して
O：主要評価項目（プライマリ・エンドポイント）が全生存期間（OS；overall survival）が延長したか．

9-2-3　緒言（introduction）を読み解く

緒言（introduction）では，研究の重要性，背景，目的及び検証した仮説を述べている．まずはこの研究が，患者社会における研究の背景（background）としての構成要素である，「これまでにわかっていること（known）とわかっていないこと（unknown）」を記し，そして，「わかっていない中で，何を検討するのか」の動機と目的（motivation & purpose）を述べる．緒言を簡潔に書くと「○○はわかっているが△△がわからない．だから□□を明らかにするためにこの研究を行った」といった表現で明記してある．今回の前述の論文の緒言を読むと，「再発・進行期非小細胞肺がんでは，CP 化学療法によって予後改善が認められるようになったが，さらなる治療選択肢が望まれ，ベバシズマブにその可能性がある．第Ⅱ相臨床試験において CP ＋ベバシズマブの有効性が認められた．だから，第Ⅲ相試験において CP ＋ベバシズマブと CP 療法とを比べ有効性と安全性について検討する目的でこの研究を行った」という理論構成で書かれてあることがわかる．

9-2-4　方法（methods）を読み解く

方法（methods）では，その研究がどのように行われ，なぜその方法を用いたのかを明らかにすることが必要である．研究の妥当性を評価する重要な項目なのでできる限り具体的に明確に記す必要がある．研究デザイン（研究と手法の種類），研究対象者と対象者の特性（選択基準，除外基準），アウトカム（イベントなどの評価項目），主たる要因もしくは主たる介入が具体的に明記される．研究目的を明らかにするための統計解析手法（サンプル数の算定方法や使用した統計方法）もここで明記されている．また，倫理的配慮，治験審査委員会（IRB）の承認，被験者からの同意取得もこの項目で明記する．

9-2-5　結果（results）を読み解く

結果（results）では，方法（methods）の記載を受けて必要な客観的なデータを淡々と明記す

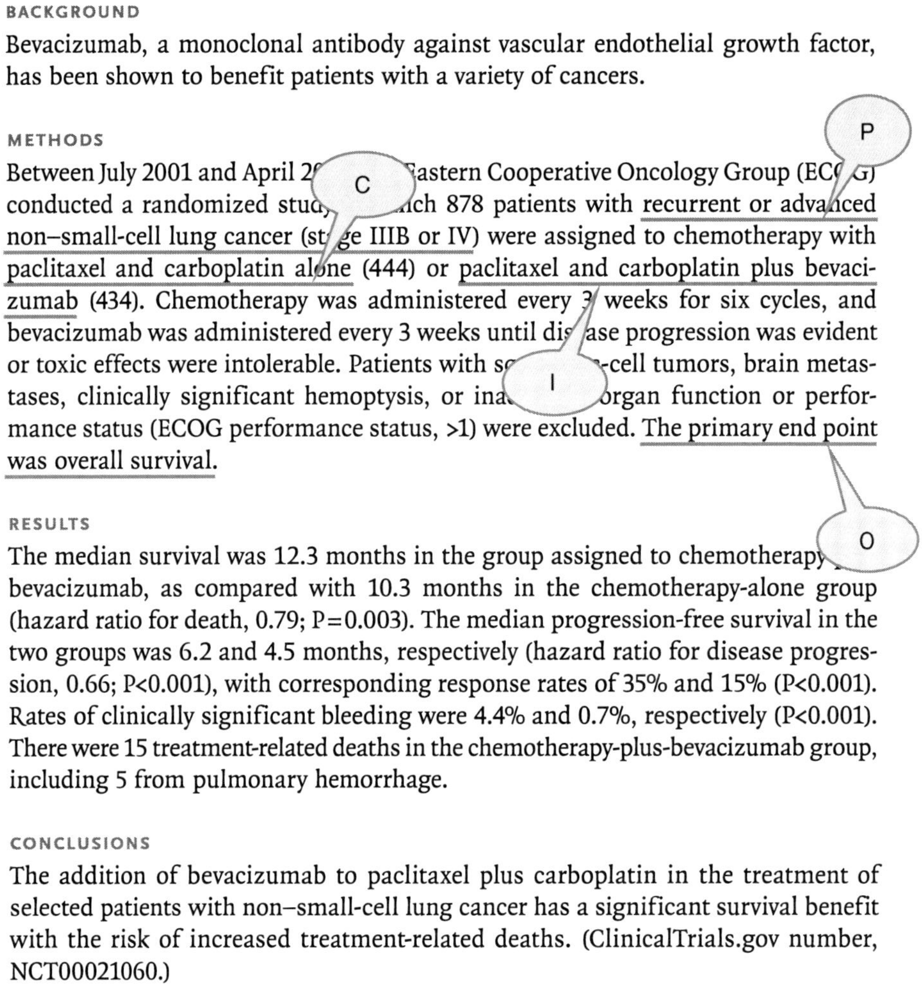

BACKGROUND

Bevacizumab, a monoclonal antibody against vascular endothelial growth factor, has been shown to benefit patients with a variety of cancers.

METHODS

Between July 2001 and April 2... Eastern Cooperative Oncology Group (ECOG) conducted a randomized stud... ch 878 patients with recurrent or advanced non–small-cell lung cancer (stage IIIB or IV) were assigned to chemotherapy with paclitaxel and carboplatin alone (444) or paclitaxel and carboplatin plus bevacizumab (434). Chemotherapy was administered every 3 weeks for six cycles, and bevacizumab was administered every 3 weeks until disease progression was evident or toxic effects were intolerable. Patients with s... -cell tumors, brain metastases, clinically significant hemoptysis, or ina... organ function or performance status (ECOG performance status, >1) were excluded. The primary end point was overall survival.

RESULTS

The median survival was 12.3 months in the group assigned to chemotherapy... bevacizumab, as compared with 10.3 months in the chemotherapy-alone group (hazard ratio for death, 0.79; P=0.003). The median progression-free survival in the two groups was 6.2 and 4.5 months, respectively (hazard ratio for disease progression, 0.66; P<0.001), with corresponding response rates of 35% and 15% (P<0.001). Rates of clinically significant bleeding were 4.4% and 0.7%, respectively (P<0.001). There were 15 treatment-related deaths in the chemotherapy-plus-bevacizumab group, including 5 from pulmonary hemorrhage.

CONCLUSIONS

The addition of bevacizumab to paclitaxel plus carboplatin in the treatment of selected patients with non–small-cell lung cancer has a significant survival benefit with the risk of increased treatment-related deaths. (ClinicalTrials.gov number, NCT00021060.)

図9.7　NEJM誌の臨床論文の抄録例

(Sandler A., et al. (2006) NEJM, 355 (24), p2542-2550)

参考　日本語訳
背景：血管内皮増殖因子に対するモノクローナル抗体であるベバシズマブ (bevacizumab) は，様々ながんの患者に対して有用性が示されている．
方法：2001年7月～2004年4月に，米国東部がん共同研究グループ (ECOG：Eastern Cooperative Oncology Group) は，再発または進行した非小細胞肺がん (IIIB期またはIV期) の患者878例を対象にランダム化試験を行い，パクリタキセル＋カルボプラチンによる化学療法のみを行う群 (444例) と，パクリタキセル＋カルボプラチンに加えベバシズマブを投与する群 (434例) に割り付けた．化学療法は3週間ごとに6サイクル施行し，ベバシズマブの投与は，疾患進行が著明になるまで，または毒性作用が耐えられなくなるまで3週間ごとに行った．扁平上皮がん，脳転移，臨床的に重大な喀血あるいは臓器機能や全身状態の低下 (ECOG PS＞1) が認められる患者は除外した．主要エンドポイントは全生存期間とした．
結果：生存期間の中央値は，化学療法＋ベバシズマブ群では12.3ヶ月間であったのに対し，化学療法単独群では10.3ヶ月間であった (死亡に対するハザード比0.79，P＝0.003)．両群での無増悪生存期間の中央値は，それぞれ6.2ヶ月間と4.5ヶ月間であり (疾患進行に対するハザード比0.66，P＜0.001)，奏効率35％と15％に相当した (P＜0.001)．臨床的に重大な出血の発生率はそれぞれ4.4％と0.7％であった (P＜0.001)．化学療法＋ベバシズマブ群では治療関連死が15例あり，うち5例は肺出血により死亡した．
結論：特定の非小細胞肺がん患者の治療において，パクリタキセル＋カルボプラチンにベバシズマブを加えることは，治療関連死が増加するリスクはあるものの，生存に対して有意な利益がある．
(ClinicalTrials.gov 番号：NCT00021060)

る．臨床研究論文では，分析対象者の数，アウトカムの数や割合といった記述統計のみならず，仮説に基づいた主たる研究目的にこたえるための推測統計，たとえば効果指標であるオッズ比，ハザード比などの点推定と95％信頼区間などの区間推定の値を明記する．結果に対する解釈はここでは記載せず考察（discussion）で述べる．

9-2-6　考察（discussion）を読み解く

　考察（discussion）では，研究成果を議論し適切な結論が明記されている．主たる目的に対する答えが基本となる．具体的には，本研究で得られた知見，知見の解釈（先行研究結果との比較も），知見の臨床的意義，本研究の限界（たとえば，サンプルサイズが小さいなど）と今後の研究について（新しい仮説を述べてもよいが，仮説であることを明記する）などを中心に明記されている．いかに臨床研究によって得られたデータが客観的・公正な判断に基づいたデータであっても臨床上意味があるかどうかはわからない．つまり，エビデンス結果をどう総合的に判断し，目の前の患者とのコミュニケーションを通じて患者とどう協働判断するかが鍵となる．このことが，知見の臨床的意義であり，本研究の限界が記載されているかを読み解く必要もある．

9-2-7　臨床研究論文における臨床統計学を読み解く

　ここでは，臨床研究論文を読み解くために，最低限抑えておきたい情報リテラシーの，特に客観的・公正な判断をする道具である臨床統計学について概説する．

（1）基本的事項
1）仮説検定とは

　医療は不確実さが伴うので，理論や経験則に基づく仮説を，現実世界で検証することが臨床研究の大きな目的である．仮説は，緒言（introduction）に書かれており，仮説を証明するために仮説検定を行う．

　臨床研究では，試験結果を示す際に「AとBを比較し，○○検定を行った結果，p値は0.01であり，AはBと比べ有意に優れた有効性を示した」という記述はよく見られる．臨床研究は，人を対象とした研究であり，基礎医学の実験研究とは異なり，様々なばらつきが生じる．このようなばらつきが存在する状況で研究結果を適切に評価するための統計学的手法が仮説検定である．

　仮説検定は，まず仮説（帰無仮説）を立てる．そして，その仮説が正しいかどうかを実際に集めてきたデータで確かめる．集めてきたデータを使って自分たちが設定した仮説が正しいことを示すことは意外と難しい．つまり，物事の例外はないことを証明することは難しいということである．

　たとえば，仮説「すべての犬はワンと鳴く」を証明することは難しいだろう．なぜなら，全世界すべての犬を調べなければならないからである．逆に，集めてきたデータを使って自分たちが設定した仮説が誤っていることを示すことは容易である．それは物事の例外を見つけることだからである（ワンと鳴かない犬を見つける）．このことが，仮説「すべての犬はワンと鳴く」を棄

表 9.4　代表的な仮説検定法

検　定　名
・t 検定
・マンホイットニーU 検定
・一元配置分散分析
・二元配置分散分析
・クラスカルウォリス検定
・ウィルコクソン符号付順位和検定
・ウィルコクソンマッチドペア符号付順位和検定
・ステュアートマックスウェル検定
・マクネマー検定
・カイ二乗検定
・フィッシャーの直接法

却し対立仮説「すべての犬はワンと鳴かない」を支持することになる．

　臨床研究においては，通常「差を検出すること」を目的とする研究が主である．よって，「差がない」を帰無仮説に設定し，帰無仮説「差がない」を統計学的に否定できれば，対立仮説「差がある」が正しいというロジックの統計学的手法をとることができる．表 9.4 に代表的な仮説検定法を示す．

2）記述統計とは，推測統計とは

　臨床研究で扱う統計は，記述統計と推測統計がある．記述統計は，大量のデータの中からある特性や傾向を把握する描写法で，平均値，平均，標準偏差，モード，最頻値，分布，比，割合，率などがデータを集めた後で整理・要約に利用される．一般性に乏しいが，仮説の提唱に応用できる．ただし，比較する対照群がないと客観性に欠ける．

　推測統計は，少ないデータしかないとき，ある事柄の全体の状態（真の値）を予測し，仮説を検証する手法である（図 9.8）．推測統計には，標本データ（事実）から真の値（平均値，割合など）を予測する推定と，2 群間の違いが偶然の産物である確率を p 値として算出する検定がある．統計とはある事象の法則性を知るために，多くのデータを調べるか，一部を観察してそこから理論的に推測することで全体の法則性を発見することといえる．

3）p 値（危険率）とは，有意水準（α）とは

　p 値（危険率：probability）は，帰無仮説が正しいとき，つまり本当は差が「ない」ときに，偶然間違って差が「ある」としてしまう確率のことである．わかりやすくいえば，「違いがあるという結論が嘘である確率」ともいえる．この p 値が，あらかじめ試験で規定しておいた「基準となる値」よりも小さいときに，その帰無仮説が否定され，対立仮説が正しい，つまり「差がある」ということである（図 9.9）．

　あらかじめ試験で規定しておいた「基準となる値」とは何か．この値のことを「有意水準（significance level）」と呼び，通常「α」と表記する．具体的には，$\alpha = 0.05$ と設定されることが多い．0.05 とは 5% なので，帰無仮説が正しい確率が 5% 未満の場合，帰無仮説が棄却され対立仮説が採用される．このことを「有意差があった」などと表現する．つまり，p 値がどれくら

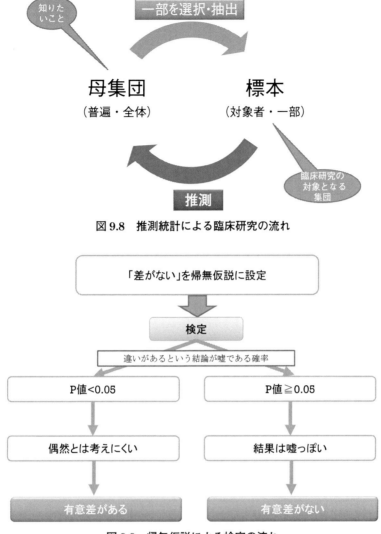

図9.8 推測統計による臨床研究の流れ

図9.9 帰無仮説による検定の流れ

い小さければ有意と判断するかの閾値となる．ところで，この5%という数値の根拠は何かと疑問を持ったかもしれないが，結論からいうと特に根拠はない．

有意水準は恣意的に設定されるものなので，論文によっては $a = 0.01$ や 0.025 などが採用されることもある．前述のとおり，p値は偶然性の大きさ，つまり不確かさの指標で，言い換えれば「違いがあるという結論が嘘である確率」なので，仮に有意差がついてもその検定の結果が嘘の可能性が5%未満はあるということである．一方，検定結果p値が5%以上であった場合はどうだろうか？判定としては「有意差があるとはいえない」という解釈になる．なぜならば，標本数が少なくて検出力が弱かった可能性があり，有意差がないと完全に結論づけることはできないからである．よって，「有意差なし」＝同等であるとの解釈は誤りである．

さて，p値と，有意水準（a）について概説したが，本質的にはp値を用いた判断にどのよう

表9.5 仮説検定における2種類の判断と誤り

研究者の判断	真実	
	効果なし	効果あり
P ≧ 0.05 （有意差なし）	正しい判断	誤った判断 βエラー （第二種の過誤）
P < 0.05 （有意差あり）	誤った判断 αエラー （第一種の過誤）	正しい判断 検出力（1 − β）

に合理性があるかが重要になってくる．真実は「差がある」もしくは「差がない」の2通りであり，治療であれば，「効果あり」と「効果なし」の2通りである．一方で検定の結果，p < 0.05 と p ≧ 0.05 の2通りがあるとすると，これらの組み合わせは 2×2 の4通りである（表9.5）．

このうち，臨床研究の結果から判断を誤ってしまうのは2つである．つまり，効果がないのに（帰無仮説が正しいのに）p < 0.05 となる場合と，効果があるのに p ≧ 0.05 となる場合である．仮説検定では前者を α エラー（第一種の過誤），後者を β エラー（第二種の過誤）といい，β エラーを1から引いたものを検出力（power：パワー）と呼んでいる．

次に，α エラーと β エラーが生じる可能性について考えてみることにする．理論的に考えるとサンプルサイズが大きくなると，偶然誤差「ぶれ」は小さくなる．α エラーと β エラーも同様であり，サンプルサイズが大きくなると「ぶれ」は小さくなる性質がある．つまり，判断を誤りにくくなるといえる．しかし，2つのエラーはトレード・オフの関係にあり，サンプルサイズが一定だと α エラーと β エラーとを同時に小さくすることができない．そこで，通常は，α エラーを優先させて，事前に決めた水準（有意水準）よりも小さく保たれるような判定方式を用いる．これが仮説検定のしくみである．α エラーは，前述のとおり通常は5%以下になるように設定される．100回中5回までなら，間違って「差がある」といっても仕方がないという考えである．

なぜ，α エラーを優先させるのか？それは，α エラー* は消費者のリスクとして解釈でき，「治療効果がないのに有意差があるエラー」は消費者，つまり患者のリスクに直結しているからである．逆に β エラー* は生産者のエラーともいえ，「治療効果がある薬なのに試験の結果有意差がでなかった」ことは製薬会社のリスクにつながる．検出力（1 − β）は，0.8以上が慣例となっている．80%くらいあれば見過ごさないのに十分との考え方からであるが，その根拠はない．

4）推定とは，点推定と信頼区間とは

推定とは，真の値及びその誤差範囲を予測することである．真の値を推定することを点推定，誤差範囲（ぶれ幅）を推定することを区間推定といい，幅の間隔のことを「信頼区間（CI：

---

* α エラーは "あ（α）わてもの" と，β エラーは，"ぼ（β）んやりもの" とおぼえましょう．

confidence interval）という．信頼区間は 95％信頼区間を用いる場合が臨床研究では多い．これは，真の値の推定値が 100 回同じ研究を繰り返したとき 95 回存在する区間で，標準誤差（SE：standard error）*に基づいて算出される．言い方を変えれば，同じ試験を 100 回繰り返したとき，95 回の試験の信頼区間に真の値の推定値が含まれるということである．信頼区間は，得られた結果の精度を表しており，信頼区間が狭ければ狭いほどその結果の精度は高いといえる．

　臨床研究においては，近年の文献では p 値だけでなく信頼区間を併記することが多くなっている．臨床判断は，p 値＝ 0.05 を境界に白黒をつけるようなものではないので，信頼区間を利用してぶれ幅を考慮し，判断を下すほうが，不確かさを伴う臨床には適していると考えられる．つまり，この信頼区間の幅（誤差範囲）が，比の場合 1.0（差の場合は 0）をまたいでいなければ「有意差あり」，逆に，比の場合 1.0（差の場合は 0）をまたいでいれば「有意差なし」と判定できる．また，信頼区間の幅（誤差範囲）があまりにも広い場合には，検定法の選択を誤っている可能性が示唆される．

（2）研究デザイン
1）ランダム化比較試験（RCT）とは

　研究デザインは，大きく「介入（実験）」の有無で区別され，介入研究と観察研究に分けられる．分類と各研究デザインの詳細については，第 7 章を参照されたい．ここでは，もっとも質が高い研究デザインの介入研究であるランダム化比較試験のデザインの特徴について解説する．

　第 1 の特徴は，ランダム（無作為）化である．介入の有無の影響を見るために比較対照を持ち，その割り付けは，ランダムである．つまりくじ引きの確率によって偏りがないように割り当てられる過程をいう．対象者の希望に沿って割り当てるという恣意（しい）が入らないので，対象者をどの群に割り付けるか予測ができない（神のみぞ知る）．ランダム化には，単純ランダム化（simple randomization，単純無作為化），ブロックランダム化（block randomization，ブロック無作為化），層別ランダム化（stratified randomization，層別無作為化）がある．

　第 2 の特徴は，盲検（ブラインド）である．盲検とは，行われている介入内容をわからないようにして研究を行うことで，治療者（医師）にも被験者（患者）にも治療内容がわからないようにすることを，二重盲検（ダブルブラインド）という．治療内容が，治療者にも被験者にもわかるとバイアスが生じるが，盲検（ブラインド）により情報を遮断することでバイアスを避けることができる．研究期間においてブラインドが維持されていることも大切である．最近では，ブラインドではなく遮蔽（マスキング）という用語を使うようになってきた．

　ブラインドによる研究は理想的であるが，現実的に研究費用や時間の問題，現実世界とのギャップの問題から，近年プローブ（PROBE：Prospective, Randomized, Open, Blinded-Endpoint design）法という研究デザイン手法が開発された．前向き（プロスペクティブ），ランダム化，オープン（非ブラインド）試験で実施され，エンドポイントの評価を被験者がいずれの

---

*標準誤差（SE）とは，推定値のばらつき幅のことである．推測統計で用いる間違えやすいものに標準偏差（SD）がある．標準偏差とは，データの散らばりのことであり，記述統計で用いる．

群に割り付けられたかを知らない第三者が行うことにより，ブラインド化するのが特徴である．オープン試験では，被験者（患者）がいずれの群に割り付けられたかを治療者（医師）が知ってしまうため，結果（エンドポイント）の評価にバイアスがかかる可能性があるという欠点があり，その欠点解消のため独立した第三者によるエンドポイントの評価を行い試験の精度を高められるというものである．

　第3の特徴として，RCTでは「意図された治療の原理」に基づくITT（intention-to-treat）解析が一般的である．RCTでは研究結果を解析する場合，途中で被験者が副作用出現や症状悪化などで治験を中止したり，治療内容を変更したりする被験者が出てくる．ドロップアウトや被験者の行方不明が多い場合には無作為化が維持できず，バイアスが生じて妥当性が低下し，しかも，サンプルサイズが減り，再現性も低下し，ばらつきが増加する．そこで，初期治療方針・意図に基づく解析では，途中で治療を中止した人や治療変更した人（逸脱者）も含め，最初の割り付け内容に従って解析する．薬の効果そのものを評価するには服薬した全員だけを解析（on-treatment解析）すればいいのだが，実臨床では副作用やコンプライアンスの問題で服用が継続できないケースはまれではない．ITT解析は，現実の実臨床の有効性が反映される．つまり，薬効の評価ではなく，社会的な存在としての薬の有用性の評価といえ，追跡率は通常は80％以上が求められる．

　しかし，このITT解析は臨床研究を実施する際に現実的に達成するのが難しいことも指摘されている．そこで，新たな対象集団の概念として，「最大の解析対象集団（FAS：Full Analysis Set）」及び「治験実施計画書に適合した対象集団（PPS：Per Protocol Set）」が定義された．FASは，「すべてのランダム化された症例」から最小限の除外可能な症例を除いた集団として定義される．ここでの最小限の除外可能な症例とは，「治験対象集団の条件を満たさない症例（確定診断により対象外疾患と判定されている症例や，明確に定義された客観的に判定可能な重要な選択・除外基準に抵触する症例）」，「ランダム化後，試験治療を一度も受けていない症例」及び「ランダム化後のデータがまったくない症例」に限定される．PPSは，その名のとおり治験実施計画書の主要変数に関する最低限の規定を満たす症例であり，このような症例は治験実施計画書の基礎となる科学的なモデルをもっともよく反映すると考えられるが，一方で治験実施計画書の遵守状況が，割り付けられた試験治療や臨床結果によって変わるような場合には，重大なバイアスを生じる可能性もある．ITT，FAS及びPPSとの関係を含む基本的な症例構成を図9.10に示す．

2）優越性試験（superiority trials）とは，非劣性試験（non-inferiority trials）とは

　新薬の有効性を確かめるRCTの比較は，「優越性試験（superiority trials）」，つまり，いずれかの群が他の群よりも有意に優れているかどうかを検証するものである．対照群にはプラセボ群，無治療群及び用量が異なる群などが設定され実施される．しかし，近年では倫理的な問題もあってプラセボや無治療群との比較試験を行うことが難しくなっており，"その時点で標準的な治療"を対照群として比較した試験が組まれることが多い．たとえば，新薬の治療効果が既存の標準治療薬よりも明らかに副作用が少ないのであれば，効果が上回らなくとも劣っていない（非劣性である）ということが証明できればよいというものである．これが，「非劣性試験（non-

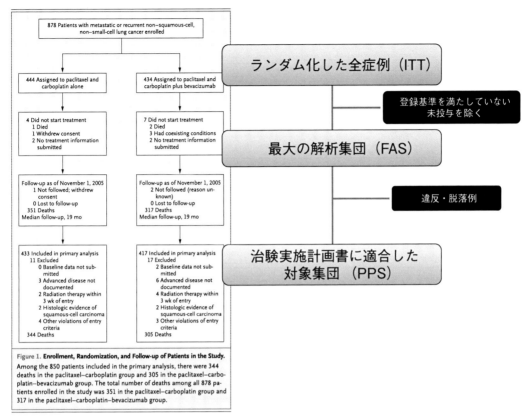

図9.10 症例構成の概念図 ITT，FAS 及び PPS の関係
(Sandler A., *et al.* (2006) *NEJM*, 355 (24), p2542-2550)

inferiority trials)」と呼ばれる試験である．

　臨床的に無視することができる有効の差（非劣性マージン：$\varDelta$（デルタ））を設定して「新薬の治療効果は標準治療薬よりも$\varDelta$以上劣る」という帰無仮説の検定を行い，この帰無仮説が否定されたら非劣性が証明されたことになる．研究デザインにおいて非劣性マージンは，事前に定めておく必要があり，通常は，比較対象となる標準的な治療法の有効性よりも小さく設定する．

　非劣性マージンを$\varDelta$として設定した場合，優越性は，有効割合の差の信頼区間が有効割合 = 0 をまたいでいないことによって証明される．また非劣性は，信頼区間の下限が$-\varDelta$の下限よりも上にあることで証明される．その他にも，「2つの治療法が臨床的に意味を持つほど異ならないことを示す」ことを目的とする同等性試験がある．同等性は，信頼区間が$\pm\varDelta$（両側マージン）の幅に収まっていれば証明される（図9.11）．

3）選択基準とは，除外基準とは

　選択基準（inclusion criteria）とは，臨床研究へ被験者を組み入れる（登録する）ための基準であり，組み入れ基準，組み込み基準と呼ばれることもある．どのような被験者集団を想定しているかを具体的に表現し，規定した基準である．ただし，臨床研究への参加によって安全性が保証できないような疾患あるいは身体的条件を持つ被験者（患者）は除外基準によって除外されな

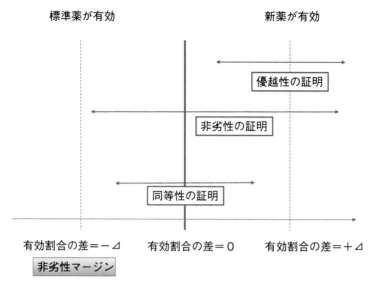

図 9.11　優越性試験と非劣性試験

ければならない．除外基準（exclusion criteria）は，有効性または安全性の評価に偏りを生じさせることが想定される被験者を臨床研究の対象外にする基準である．

4）サンプルサイズの設定

　RCT を初めとする介入研究では，効果を検証したい治療を被験者（患者）に対して実施し，その効果を検証するために対象となる被験者（患者）は，治療効果を確実に評価できる最小限の人数が必要である．そのために，どれだけの被験者の人数がいれば治療の有効性などの効果を検証する目標を達成できるかを見積もる，サンプルサイズの設定が必要である．サンプルサイズ設定のためには，プライマリ・エンドポイント（主要評価項目）の評価項目，検定方法，プライマリ・エンドポイントにおける両群の治療効果（検出すべき差とばらつきの大きさ）を見積もり，検定基準である α エラーと β エラーを設定することで行うことができる．詳細は，専門書を参照されたい．

　ちなみに，前述の NEJM 誌の論文では，CP 群に対する CP＋ベバシズマブ群のハザード比 0.80 を検出するために，統計学的検出力を 80.5％，α エラーを 2.5％としてサンプルサイズを 842 例と設定していることがわかる（図 9.7 参照）．

5）エンドポイントとは，アウトカムとは

　エンドポイント（到達指標）とは，治療行為の意義を評価するための評価項目（観察項目・検査項目）のことである．臨床研究は 2 つ（以上）の対象群を比較して優れているか，もしくは優れていないかを判断する目的で研究を行うが，研究目的に直結し，臨床的にもっとも重要で関心があるエンドポイントのことをプライマリ・エンドポイント（主要評価項目）という．研究の実施可能性の面から，正確に測定でき，誰が測っても同じ値が得られるか等も考慮される．プライマリ・エンドポイントは 1 つの研究につき 1 つ設定されるのが常であり，それ以外のエンドポイントをセカンダリ・エンドポイント（副次的評価項目）という．あくまでも探索的な位置づけ

で，いくつあっても構わない．

　では，エンドポイントとアウトカムとはどう区別するのだろうか？アウトカムとは，臨床転帰のことであり，臨床研究では多くのアウトカムを同時に調べるが，仮説を検証するために最終的に統計解析の対象となるアウトカムをエンドポイントという．

　アウトカム（臨床転帰）には，病気の発症，治癒，死亡，症状，人生の満足感などがあり，人の人生にとってもっとも重要，つまり，患者の利益と直結したアウトカムを真のアウトカム（true outcome）という．また患者の利益と直結しないが，その代わりとなるアウトカム，たとえば，検査値等の改善によるアウトカムを代用アウトカム（surrogate outcome）と呼ぶ．以上のことから，臨床研究においては，プライマリ・エンドポイントが真のアウトカムであることが望まれる．

　ちなみに，今回取り上げたNEJM誌の論文では，主要評価項目が全生存期間（OS：overall survival）であり，副次的評価項目が無増悪生存期間（PFS：progression-free survival），奏効率（RR：response rate），奏効期間，安全性となっている．進行・再発固形がんの評価項目には，有効性を評価する尺度として一般に受け入れられているものに奏効率，全生存期間及び無増悪生存期間がある．このうち，新規抗がん剤や新規治療レジメで優越性を示す指標として重要視されるものは，全生存期間及び無増悪生存期間の延長である．奏効率の追求がここ数年の臨床研究において主要評価項目設定されている試験は少ない．これは支持療法を含めたがん薬物療法の進歩により，一時的な腫瘍の縮小よりQOLを維持した上での生存期間の延長，つまり全人的医療を重視したことがその理由として考えられる．

6）倫理審査

　インフォームド・コンセント（IC：informed consent）とは，臨床研究への参加を希望する患者あるいは，参加を打診された患者が，治験担当医師あるいは治験コーディネーターから，治験の内容（意義，目的，方法，メリット，リスク等）について，説明文書を用いた詳しい説明を受け，参加によるメリットとリスクについて十分に理解し，納得した上で，自由意思によって参加に同意（文書同意）することをいう．

　治験審査委員会（IRB：Institutional Review Board）とは，臨床研究（特に，臨床試験（治験））の依頼を受けた病院等の治験実施施設が，臨床試験（治験）の実施において治験参加者の「人権」と「安全性」に問題がないかどうかを審査するための組織である．メンバーは，医学・科学の専門家及び非専門家によって構成される．

(3) 効果の指標
1）アウトカムの指標

　アウトカムを描写する指標は，存在を示す指標と発生を示す指標，効果の指標に分けられる．存在の指標は，「集団において，ある一時点でアウトカム（例：疾病）が存在するか？しないか？」で定義される．ある一時点の指標であること，が重要なポイントであり，代表的なものには横断研究のアウトカムである有病割合がある．

　一方，発生を示す指標は，「時間の指標」であることが重要なポイントである．発生を示す指

表 9.6 存在,発生及び効果の指標

	存在の指標	発生の指標		効果または害の指標	
		割合	率	比	差
代表例	有病割合	発生割合	発生率	発生率比	発生率差
意味	ある時点でアウトカムを持っている人の割合	新たにアウトカムを起こす人の割合	アウトカムが新たに起こる率	相対的な効果や関連	絶対的な効果や関連
計算法	アウトカムを持っている人の数 ÷ 対象者の数	一定期間にアウトカムを起こした人の数 ÷ 対象者の数	アウトカムを起こした人の数 ÷ 対象者が観察された時間の総和	要因の存在・発生の指標 ÷ 比較対照の存在・発生の指標	要因の存在・発生の指標 − 比較対照の存在・発生の指標
単位と範囲	単位:なし 範囲:0〜1	単位:なし 範囲:0〜1	単位:人/時間・人 範囲:0〜∞	単位:なし 範囲:0〜1	単位:人/時間・人 範囲:0〜∞

標には,発生割合と発生率がある.発生割合は,「ある集団において一定期間に新規にアウトカムを発生(病気を発症など)した人の割合」で定義される.ある集団とは,アウトカム発生待機状態にある人の集団のことを示し,at risk な集団のことである.発生率とは,別名,罹患率とも呼ばれ「ある集団において新たな症例が起こる速度」といえる.分母は,アウトカムが観察された時間の総和のことであり,単位は人・時間となり,単位時間を年にすると人年となる.

存在や発生の指標だけでは,効果は評価することができない.臨床研究の本質は比較することであり,効果の指標とは,2群の発生のアウトカム指標(発生割合,発生率)を比較するものである.比較の方法は「比」と「差」の2つがあり,比で効果をみる代表的指標にリスク比がある.たとえば,要因ありの人のリスクと要因なしの人のリスクの比を計算(割り算)することである.ケースコントロール研究では,アウトカム要因のオッズ比でリスク比を近似する方法をとり,発生率を比較する場合は,発生率比を計算する.差で効果をみる方法には,2群のリスクの差,発生率の差を計算(引き算)する方法がある.なお,オッズに関しては,オッズ差という概念は存在しない.ケースコントロール研究ではリスクや発生率そのものを求める手法ではないからである.まとめると表9.6のようになる.

相対リスク(relative risk),絶対リスク(absolute risk)については第7章で解説した.本章のリスク比,発生率比,オッズ比の総称が相対リスクのことであり,本章のリスク差,発生率差の総称が絶対リスクのことである.このあたりの詳細については,第7章を参照されたい.

2) 統計手法の選択

統計手法の使い分けは,データの型によって異なる.アウトカムはデータの型によって連続変数(血圧など)と2値変数(効果ありなし)に大きく分けることができる.連続変数のデータの記述としては,平均値±標準誤差,中央値(または四分位範囲)などのデータ全体の代表値で示すが,その検定はデータの分布が正規分布に従うときはt検定を,正規分布に従わないときは,ウィルコクソン順位和検定が用いられる.

表9.7 統計手法の選択

	アウトカム変数の型		
	2値変数	連続変数	生存時間
データの記述	頻度集計／割合	平均値±標準誤差，中央値（四分位範囲）	カプランマイヤー法
2群間の比較	カイ二乗検定／フィッシャーの正確確率	t検定 ウィルコクソン順位和検定	Log-rank検定
対応のある比較	マクネマー検定	対応のあるt検定 ウィルコクソン符号付順位和検定	
3群以上の比較	カイ二乗検定	分散分析	多群Log-rank検定
回帰モデルでの交絡調整	ロジスティクス回帰	線形回帰	コックス回帰（コックス比例ハザードモデル）

　一方，この章で取り上げている効果または害の指標の発生割合は2値変数であり，2群の比較検定法はカイ二乗検定やフィッシャーの正確確率検定を用いる．また発生率の比較ではできる限り累積アウトカム発生曲線（生存時間曲線）に基づいた検定法を用いる．時間が加味されているので発症速度が比較できるからである．生存時間曲線全体を比較する検定法はLog-rank検定や，治療法や患者背景などの生存時間に影響を与える交絡因子を調整し，2群をハザード比で比較するコックス回帰モデル（コックス比例ハザードモデル）がある（表9.7）．

3）生存時間解析

　臨床研究において，観察開始より死亡までの生存時間を調べて累積生存割合を計算することで，その効果を解析する方法を生存時間解析という．この生存時間解析の代表的なものに，カプランマイヤー法（Kaplan-Meier method）がある．カプランマイヤー法は，打ち切りのあるデータにおいて生存時間の分布を図示するゴールドスタンダードな方法である．カプランマイヤー法によってプロットした生存曲線（survival curve）は，打ち切りを考慮した上で各時間における累積生存割合を示しており，研究対象集団における生存の状況の変化（減少）を視覚的にとらえることができる．プロットした線は「階段状」となり，それぞれの階段において死亡のイベントが起こったことを表している．5年生存割合や生存期間中央値（MST: median survival time）は，このカプランマイヤー法によるプロットから求めることができる．

　研究対象集団には，観察対象としている死亡イベント（死因）以外で何らかの理由により，それ以上追跡することができなくなる者も存在する．このような場合を「打ち切り」と呼ぶ．打ち切りは，それ以上追跡することも，対象となる死因による死亡として数えることもできないので，「脱落」として追跡期間中に追跡を見失ったものとして処理する．

　前述のとおり，2群の生存状況に差があるかどうか（2群の各々の生存時間曲線全体）を比較する検定法は，Log-rank検定である．しかし，現実には，治療法や患者背景などの生存時間に

影響を与える因子がどちらかの群に偶然に偏ってしまう可能性がなきにしもあらずである．そこで，コックス回帰モデル（コックス比例ハザードモデル）を行う．ハザードとは，ある時点での瞬間における死亡率の発生の指標であり，時間とともに変化する．ハザード比は2群のハザードの比をとるものである．コックス回帰モデルでは，治療法や患者背景などの生存時間に影響を与える因子を調整し，ハザード比で評価を行い，ハザード比が1よりも大きい場合は，イベント（死亡）が多く発生しやすいことを表し，生存解析であれば死亡がより多く発生しやすい，つまり生存率は劣っているという解釈となる．

ちなみに，NEJM誌の論文では，全生存期間（OS）及び無増悪生存期間（PFS）のカプランマイヤー法による生存時間曲線が図9.12に掲載されている．さらに，コックスモデルによるハザード比を推定し，有意差検定を行っており，全生存期間（OS）では，死亡に対するハザード比が0.79（P＜0.003），無増悪生存期間（PFS）では，疾患進行に対するハザード比が0.66（P＜0.001）とあり，CP＋ベバシズマブ療法はCP療法に比べ生存に対して有意であるという結果であった．ただし，両群の生存期間の中央値の差が2ヶ月であり，また両群での無増悪生存期間の中央値の差が，1.7ヶ月間であることは臨床的意義を評価する際，考慮しなければならない点かもしれない．

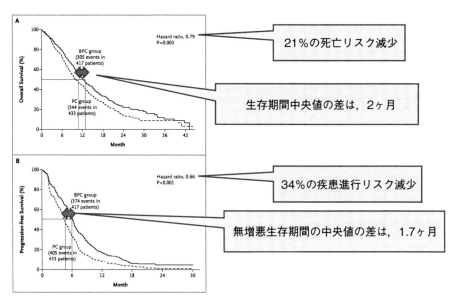

図9.12　生存期間及び無増悪生存期間のカプランマイヤー法による推定
(Sandler A., *et al.* (2006) *NEJM*, 355 (24), p2542-2550)

4）サブグループ解析とは，層別解析とは

サブグループ解析と層別解析は混同されるが別物である．

サブグループ解析とは，主要評価項目を男女別，年齢別，既往歴別などで細分化して後付け評価し，サブグループごとの治療効果や交互作用があるかどうかを検討する解析方法であり，細分化された各層をサブグループという．臨床研究デザインは，副次的評価項目と同様に各サブグ

ループで効果を検証するようには設計されておらず，一般的に検出力が小さくなる．

層別解析は，アウトカムに影響を与える可能性のある因子がどちらかの群に偏ってしまった場合に，同じようなグループ（層）で比較を行い，その結果をまとめることで偏りを調整する手法である．シンプルで直感的であるが，多くの因子を同時に考慮することは難しい．いくつもの因子で層をつくると，1つの層の人数が少なくなってしまい，適切な評価ができない場合もある．複数の因子を考慮する場合は，回帰モデルによる多変量解析による調整が行われるのが一般的である．

9-3 章末問題

下記の1～10の記述について，正しいものには○を，誤っているものには×を付けなさい．

1. 記述統計では母集団を考えるのに対して，推測統計では母集団を考えない．
2. 記述統計では手元のデータを記述・要約するのに対して，推測統計では背後の母集団について推測する．
3. 統計的仮説検定では，有意水準を設定することが必要である．
4. 統計的仮説検定では，検定統計量の値を算出することが必要である．
5. 統計的仮説検定では，帰無仮説や対立仮説を立てることが必要である．
6. α エラーとは，帰無仮説が正しい場合に，帰無仮説を棄却できると判断する誤りである．
7. α エラーの確率は，検出力と等しい．
8. p値が有意水準以下のとき，帰無仮説を棄却する．
9. β エラーの確率は，検出力と等しい．
10. β エラーとは，対立仮説が正しい場合に，帰無仮説を棄却できないと判断する誤りである．

●だけどね…（理想と現実のギャップ）

なべ君：みちこ先生，統計学は勉強しても勉強しても未だに理解ができません．そもそも医療に統計学が必要ですか？有意差がありなしだけわかればいいような気もしますが．

みちこ先生：だけどね，医療は誤差による不確実性が常に伴うので，医療者には，客観的判断と確実性が求められます．その基盤となる臨床研究論文を目の前の患者さんに適応する，もしくは，自ら臨床研究を実践するためには統計の理解が欠かせません．しかし，医療者にとって必要なのは難しい計算をすることではなく，統計という道具を現場に活かす，つまり，データを適切に解析し結果を正しく解釈できるための最低限の知識スキルでいいのです．

第10章
薬剤経済学研究

医療費が高騰する中，医薬品の経済性を定量的に評価する薬剤経済学研究が注目されている．この章では，薬剤経済学研究とは何か，医薬品の費用対効果を検討する方法そしてこの研究を臨床の現場でどのように活用するかについて学習する．

10-1 薬剤経済学研究

日本は既に超高齢化社会に突入しており，また高額な医療技術や医薬品の増加も相まって，年間あたりの医療費は増加の一途をたどっている．平成27年度の医療費は41.5兆であり，これは国家予算（一般会計予算）の43％に相当している．国は医療費抑制の具体策として「後発医薬品の利用拡大」，「窓口負担の増額」，「保険の範囲の縮小」，「高齢者の負担の引き上げ」などを検討している．後発医薬品の利用拡大については，その普及率を80％以上にするという目標も掲げている（平成27年：56％）．このように医療費をいかに抑制するかということは，日本にとっての喫緊の課題の1つである．「後発医薬品の利用拡大」が検討されているように，医薬品の価格やその使用状況，効果等を考慮することは，医療費の増減に大きく影響する要因の1つである．

薬剤経済学研究は，薬物療法の費用と効果の両面を検討し，その経済性を定量的に評価する方法論である．たとえば，ある疾患に対する従来薬と新薬との評価について費用と効果の両面で考えることにすると，その大小関係は4つの組み合わせで表現することができる．このような図を費用対効果平面と呼ぶ（図10.1）．横軸は従来薬を基準とした効果の差を示し，縦軸は従来薬を基準とした費用の差を示す．分析する際に費用対効果平面の右下（従来薬に比べ費用が小さく効果が大きい場合）や左上（従来薬に比べ費用が大きく効果が小さい場合）は意思決定が非常にしやすいが，問題は，右上や左下に位置する場合である．新薬の場合は，効果が同等もしくは優れていることが前提となるので，特に右上を評価することが重要である．このような場合，薬剤経済学では効果1単位を多く獲得するために必要な追加費用によって新薬の費用対効果を評価する．この指標を増分費用効果比と呼ぶ．

薬剤経済学研究の評価方法には，費用効用分析，費用効果分析，費用最小化分析，費用便益分析などがある．これらは，医薬品がもたらす費用と成果算出（効果，QOL，安全性，死亡率，有病率など）とを同定，計測及び比較するための方法である．医薬品の評価には，費用効用分析

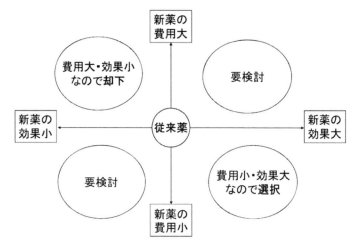

図 10.1 費用対効果平面（cost-effectiveness plane）

や費用効果分析が用いられることが多い．

10-1-1 費用効用分析

費用効用分析（CUA：Cost-Utility Analysis）は，QOL と生存年数の関係を評価する方法として知られており，QALY（Quality Adjusted Life Years：質調整生存年）という指標が用いられる．費用効用分析の QALY は QOL 値に生存年数を乗じることで得られる．QOL 値が 1 は完全な健康を，0 は死亡を表す．具体的な患者の例を以下に示す（図 10.2）．

【患者 A】
最初 QOL 値 0.7 の健康状態で 3 年間過ごし，3 年目に何らかの病気により QOL 値が 0.5 に悪化した．その後，10 年間経過した段階で，QOL 値が 0.2 に悪化し，その 5 年後に亡くなった．

【患者 B】
QOL 値 0.5 の健康状態で 18 年間生存し，18 年目に亡くなった．

それぞれの QALY を計算すると，

患者 A：$0.7 \times 3 + 0.5 \times 10 + 0.2 \times 5 = 8.1$ QALY

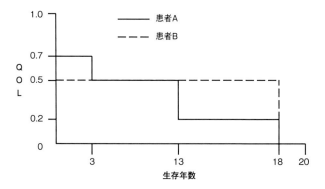

図 10.2 費用効用分析：QOL と生存年数の関係

患者B：0.5 × 18 = 9.0 QALY

患者A及び患者Bともに生存年数は18年間と同じだが，患者Aの場合，完全に健康な状態で8.1年生存したことと同じ価値であるのに対し，患者Bは9.0年生存したことと同じ価値になる．このように，QALYによる評価は病気が何であるか，またはどのような薬剤を使用したのか等は問題としない．たとえば，QALYによる薬剤比較を行う際，高血圧薬Aを服用した場合0.3 QALY改善し，糖尿病薬Bを服用した場合は0.2 QALY改善したとすると，高血圧薬Aの価値の方が，糖尿病薬Bよりも価値が大きいと評価することができる．

このように薬剤経済学研究では，「薬剤の価値」を評価する際，QALYの概念を用いた解析が必要になる．そして，QALYを改善（延長）するのにかかる費用を算出して評価する方法を増分費用効果比という．これについては次項で解説する．

10-1-2　費用効果分析

費用効果分析（CEA：Cost-Effectiveness Analysis）は，評価対象の医療技術及び比較対照の医療技術について，「費用」と「効果」を別々に積算し，増分費用効果比（ICER：Incremental Cost-Effectiveness Ratio）を評価するもので，アウトカムを測る効果尺度としては，生存年や検査値等の物理的な尺度が用いられる．

$$増分費用効果比（ICER）= \frac{比較対照よりどのくらい費用が増加するか}{比較対照よりどのくらい健康状態が改善するか}$$

この式で与えられるICERの値は，あらかじめ定められた基準値（閾値）と比較して評価される．ICERの値が基準値よりも大きい場合は費用対効果が比較対照よりも劣ると判断でき，小さい場合は比較対照よりも優れていると判断できる．この基準値をどのくらいに設定するかについては，現在も議論されているところである．我々は日常生活においても，ICERを考慮しながら生活しているが，その1例を以下に示す．

次の連休に，米国ロサンゼルスに旅行に行く計画を立てたとする．東京からロサンゼルスまでの航空券を購入する際，エコノミークラスに乗るか，それとも追加料金を支払ってビジネスクラスにするかの判断において，増分費用効果比の概念を取り入れている．追加料金を支払う場合，その金額に見合う満足感（長時間の移動に伴う疲労に影響する座席の広さや，フライト中のサービス内容など）が得られるかを評価する．追加料金の金額と支払ってもよいと思える上限の金額（基準値：閾値）とを比較した上で，上限内であればビジネスクラスを利用するということになる．

これを医薬品に置き換えてICERを求める．

既存薬Aを用いて治療した場合，20 QALYsで1,000万円必要であるのに対し，新薬Bを用いて治療した場合，23 QALYsで2,500万円必要だったとする．

$$ICER = \frac{(2{,}500万 - 1{,}000万)円}{(23-20)\,QALYs} = 500万円/QALY$$

新薬Bを使うと既存薬Aを使うよりも3 QALYs（23 QALYs − 20 QALYs）多く生存するが，

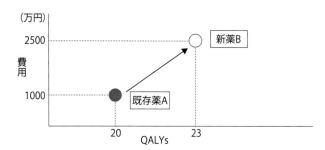

図 10.3　増分費用対効果比（ICER：Incremental Cost-Effectiveness Ratio）

その分，費用が1,500万円（2,500万円 − 1,000万円）多く必要となる（図10.3）．従って，新薬Bを使うと，ICERが500万円ということになる．問題はこの500万円が「高いか」または「安いか」ということである．これについては，国が支払いの可能性を容認できる基準値を設定し，基準値と新薬BのICERを比較し，その費用対効果を国が判断することとなる．

10-1-3　費用最小化分析

費用最小化分析（CMA：Cost-Minimization Analysis）は，臨床効果が同等である複数の治療法に対して行われる分析で，費用が最小になる治療法がもっとも望ましいと評価される．たとえば，先発医薬品とジェネリック医薬品との比較，剤型間比較（経口剤と注射剤など），同系抗菌薬間における費用の比較などがあげられる．

10-1-4　費用便益分析

費用便益分析（CBA：Cost-Benefit Analysis）は，臨床効果をすべて金銭価値に置き換える分析手法で，便益が費用に見合っているかを直接比較できる点が実用的である．この方法では，投資した費用よりも大きな経済的便益が得られるならば，その医療行為は経済的であるといえる．つまり便益/費用比の値が1以上では，その医療行為は経済的にみて実施する意義があるものと結論づけられる．

10-2　諸外国における薬剤経済学研究の利用状況

現在の日本における医薬品の価格は，薬価基準制度を用いて決められている．この制度では，類似薬効比較方式において種々の加算が導入されており，新薬の価値を考慮した価格算定になっているが，その加算率については必ずしも科学的根拠に基づいているわけではない．

一方，海外では医薬品の価格を含む費用対効果評価を評価する機関がある（表10.1）．

10-2-1　オーストラリアでの薬剤経済学研究の利用状況

オーストラリアでは，世界に先駆けて，医薬品の価格決定に薬剤経済学研究を導入した．オーストラリアでは，保険償還の対象となる医薬品はリスト化（薬剤給付リスト，PBS：

表 10.1　海外における医薬品の費用対効果評価の評価機関と評価開始年

国　名	評価機関名	略称	開始年
オーストラリア	Pharmaceutical Benefits Advisory Committee	PBAC	1993
英国	National Institute for Health and Care Excellence	NICE	1999
カナダ	Canadian Agency for Drugs and Technologies in Health	CADTH	2006
ドイツ	Institut für Qualität und Wirtschaftlichkeit im Gesundheitswesen	IQWiG	2011
フランス	Haute Autorité de Santé	HAS	2013

Pharmaceutical Benefits Schedule）されており，このリストへの掲載の可否を判断している評価機関（薬剤給付助言委員会，PBAC：Pharmaceutical Benefits Advisory Committee）がある．製薬企業は医薬品の価格を含む薬剤経済学研究の資料をこの機関に提出しており，この制度は 1991 年より開始され 1993 年以降は義務化されている．

10-2-2　英国での薬剤経済学研究の利用状況

英国では，公的サービスである国民保健サービス（NHS：National Health Service）のもとに設置されている，国立医療技術評価機構（NICE：National Institute for Health and Clinical Excellence）が「医療技術評価（TA：Technology Appraisal）」と呼ばれる指針を発行している．この指針では，医薬品を含む医療技術の臨床効果と費用対効果を評価し，NHS にある医療技術の使用を推奨するかどうかが総合的に判断されている．NICE が評価する費用対効果は ICER の結果を基準値と比較して評価している．この指針には強制力はなく，どの医療技術を使用するかについては医師の裁量でよい．しかし，英国の医療制度のしくみでは，公的医療の予算管理は厳しく，TA で推奨されている医療技術は支払いが保証されている．

10-2-3　日本での薬剤経済学研究の利用状況

このように諸外国では，薬剤経済学研究を医薬品の評価に取り入れており，多くの国では薬剤給付の対象とするかどうかの判断として利用されている．一方，日本では，平成 28 年 4 月より，医薬品や医療機器等の費用対効果の試行的導入が始まったところである．試行的導入にあたり，対象品目の選定については，「医薬品及び医療機器の費用対効果評価に関する取扱いについて」（平成 28 年 2 月 10 日医政発 0210 第 10 号，保発 0210 第 9 号）において厚生労働省で決定された．その選定基準（医薬品のみ）を以下に示す．
① 以下のいずれにも該当しないこと．
　イ　治療方法が十分に存在しない希少な疾患（指定難病，血友病及び HIV 感染症）に対する治療にのみ用いるもの
　ロ　「医療上の必要性の高い未承認薬・適応外薬検討会議」における検討結果を踏まえて厚生労働省が行った開発要請又は公募に応じて開発されたもの
② 以下のいずれかに該当すること

表 10.2　費用対効果評価の試行的導入にかかる医薬品の対象品目（類似薬効比較方式：5 品目）

販売名 (製造販売業者)	一般名	主な適応症	補正加算の加算率	薬価 (円)	ピーク時予測売上高 (円)	選定理由
ソバルディ® (ギリアド・サイエンシズ)	ソホスブビル	C型慢性肝炎	100%	42,239.6	987億	・補正加算の加算率がもっとも高い ・10％の補正加算が認められたものの中で、ピーク時予測売上高がもっとも高い
ハーボニー® (ギリアド・サイエンシズ)	ソホスブビル レジパスビル アセトン付加物		0%	54,796.9	1,190億	類似品
ヴィキラックス® (アッヴィ)	オムビタスビル 水和物 パリタプレビル 水和物		0%	23,057.5	608億	類似品
ダクルインザ® (ブリストル・マイヤーズスクイブ)	ダクラタスビル 塩酸塩		40%	7,902.9	222億	類似品
スンベプラ® (ブリストル・マイヤーズスクイブ)	アスナプレビル		0%	2,847.4	159億	類似品

（平成 28 年 11 月 30 日現在）

イ　平成 24 年度から平成 27 年度までの間に保険適用された品目であって，類似薬効比較方式で算定されたもののうち，
　ⅰ　補正加算の加算率が最も高いもの
　ⅱ　10％以上の補正加算が認められたものの中で，医薬品についてはピーク時予測売上高が最も高いもの
ロ　平成 24 年度から平成 27 年度までの間に保険適用された品目であって，原価計算方式で算定されたもののうち，
　ⅰ　営業利益率の加算率が最も高いもの
　ⅱ　10％以上の補正加算が認められたものの中で，医薬品についてはピーク時予測売上高が最も高いもの
この選定基準に従い，実際に対象となった医薬品は 7 品目である（表 10.2，表 10.3）．

表10.3 費用対効果評価の試行的導入にかかる医薬品の対象品目（原価計算方式：2品目）

販売名 (製造販売業者)	一般名	主な 適応症	補正加算 の 加算率	薬価 (円)	ピーク時 予測売上高 (円)	選定理由
オプジーボ® (小野薬品工業)	ニボルマブ	悪性黒色 腫等	60%	729,849.0 (100 mg)	31億	営業利益率の加算率がもっとも高い
カドサイラ® (中外製薬)	トラスツズマブ エムタンシン	HER2陽 性の再発 乳がん等	10%	235,108.0 (100 mg)	170億	10％の補正加算が認められたものの中で、ピーク時予測売上高がもっとも高い

（平成28年11月30日現在）

今後，厚生労働省は，これらの医薬品7品目について，製造販売業者に費用対効果評価のデータ提出を求めていくとしている．

10-3 章末問題

1. 薬剤経済学研究について説明しなさい．
2. 費用効果分析について説明しなさい．
3. 費用効用分析について説明しなさい．
4. 次の（　）内にあてはまる数字を計算しなさい．

下の表に示すように，旧治療は1,000人あたりの費用は1,000万円だが，救命人数は50人である．一方，新治療は1,000人あたりの費用は9,000万円かかるが，救命人数は100人救命することができる．旧治療の代わりに新治療を選択したときの増分費用対効果比（ICER：Incremental Cost-Effectiveness Ratio）は（　）万円である．

	費用（1,000人あたり）	救命人数（1,000人あたり）
(1) 新治療	9,000万円	100人
(2) 旧治療	1,000万円	50人

●だけどね…（理想と現実のギャップ）

なべ君 ：薬の値段は決まっているし，必要な薬は使わなければならないでしょう．薬剤経済学を学んでも，現場では節約できないんじゃないかと思いますが．

みちこ先生 ：だけどね，社会の高齢化や医療の高度化が進んで医療費が増大し財政を圧迫していることが問題になっていますよね．薬剤経済学は，医薬品の評価を行う上で，その値段に見合った価値（効果）があるのかどうか，十分であればそれを許容するという考えです．なべ君は，何かするときコスパ（コストパフォーマンス）がいい悪いと考えるでしょう．医薬品もその費用対効果を科学的に検証する必要があります．それが薬剤経済学ですので，基本的な考えを学んでおきましょう．

第11章 臨床現場での EBM による患者問題解決事例

　EBM（Evidence Based Medicine）は，個々の患者において，その患者にもっとも適した医療を行うために，あいまいな経験や直感に頼らず，エビデンスに基づいて適切な医療・治療を選択し実践する考え方・方法論である．EBM とは医療を円滑に行うための道具であり，行動指針である．つまり，EBM は目の前の患者にとっても最善の治療を行うということになる．最善の医療を行うために医療者は，十分な臨床経験から養われる臨床的専門スキル（医療におけるアート）を習得し，さらには患者にとって利用可能で適切なエビデンスを上手に使えるスキル（サイエンス）を兼ね備え，患者志向型の行動に向け努力するものといえる．

　患者志向型の行動とは，単に患者に対して診断をすること，治療方針を決定することではない．患者の苦痛を取り除き QOL を改善すること，有害事象の発生を最小限に抑え，最善の治療法を選択し，予後を改善することである．Sackett DL は，患者中心の理想的な医療を実現するための5つの項目をあげている（表11.1）．薬剤師は，医療チームの中で特に薬物治療に対して責任を持って行動していく専門職種である．つまり，最善の治療法の選択について臨床現場で実践できるスキルが必要である．

　本章では，患者中心の理想的な医療のために，EBM による患者問題解決方法を症例に基づいて解説する．

表11.1　理想的な医療を実現するための5つの項目

1. 正しい診断への到達
2. 予後の推定
3. 最善の治療法の選択
4. 害の決定
5. 最高の質の医療の提供

11-1 EBMによる患者問題解決事例

Case 1 50歳代男性 高血圧，2型糖尿病

(1) 症例

50歳代男性 X 高血圧，2型糖尿病
【主訴】口渇，多飲，倦怠感
【現病歴】40代から肥満となりここ10年で20 kg増加した．職場の健康診断で血圧及び血糖が高いことを指摘されていたが何もしなかった．半年前から，仕事で疲れやすさを感じ始め，何か重病ではないかと思い精査目的で来院した．
【既往歴】なし
【家族歴】妻：50歳代健康（肥満気味），子供：2人（ともに成人），母：10年前に死亡（乳がん）
【生活歴】飲酒：接待で週4回（日本酒3合），喫煙：10年前にやめた（20本/日，20年喫煙），運動習慣：特になし
【身体所見】身長：165 cm，体重：80 kg，BMI：29.4，腹囲：95 cm，血圧：150 / 100 mmHg，脈拍：65拍/分，頭頸部：異常なし，胸部：異常なし，腹部：腫瘤なし，下肢：浮腫（－），両足第4趾間に白癬病変（＋），視覚異常（－），温痛覚異常（－）
【検査所見】白血球：6,200 / mm^3，Hb：15.6 g / dL，Na：152 mEq / L，K：4.0 mEq / L，BUN：20 mg / dL，Cr：1.1 mg / dL，空腹時血糖：150 mg / dL，HbA1c：7.1%，LDL-Cho：165 mg / dL，HDL-Cho：35 mg / dL，TG：255 mg / dL，尿検査：尿糖（＋＋），ケトン体（－），尿蛋白定性反応（－），微量アルブミン（随時尿）：180 μg/mL，便検査：潜血（－）
【心電図】洞調律，異常Q（－），ST正常
【眼底検査】点状出血（－），白斑（－），増殖性病変（－）

担当医Aは，2型糖尿病，高血圧と診断し，食事及び運動療法の実施の指導に加え，薬物治療を開始することにした．担当医Aは糖尿病治療薬及び降圧薬の処方の選択で悩んでいて，医薬品情報室薬剤師Bに相談してみることにした．

担当医A：こんにちはAです．教えてほしいことがあるんだけどいいですか？
薬剤師B：A先生こんにちは．どうかしましたか？
担当医A：今外来で，糖尿病と高血圧を併発している肥満の50代の男性を診ているのですが，本日から薬物治療を始めようと思っています．糖尿病に対しては，メトホルミンから始めようと思いますが，いいですね？高血圧の薬物治療についてはどうですか？
薬剤師B：わかりました．調べてみますね．

担当医Aの話から，この患者に対する臨床上の漠然とした疑問（クリニカルクエスチョン

> CQ 1：この患者の糖尿病治療薬は，メトホルミンが適切か？
> CQ 2：この患者の高血圧治療薬は何がよいか？併用（2 剤）を行うのであれば，どの薬を使うべきか？

図 11.1　Case1 の臨床上の漠然とした疑問（CQ）
＊CQ：クリニカルクエスチョン（臨床・患者の漠然とした疑問）

表 11.2　5 Steps of EBM

Step 1：疑問(問題)の定式化
Step 2：情報収集
Step 3：情報の批判的吟味
Step 4：情報の患者への適用
Step 5：Step 1〜Step 4 のフィードバック

表 11.3　PI(E)CO

P	：Patient どんな患者に
I (E)	：Intervention（Exposure）何をすると
C	：Comparison 何と比べ
O	：Outcome どうなるか

（CQ））は図 11.1 のようにあげられる．

CQ に対して，根拠に基づいた医療（EBM）を実践し解決するための手順（方法論）には，EBM の 5 つのステップがある．実際に Case1 の CQ を EBM の 5 つのステップの手順（5 Steps of EBM Practice）に従って解決してみることとする．

(2) 5 Steps of EBM Practice

5 Steps of EBM Practice とは，Step 1：疑問（問題）の定式化から始まり，Step 5：Step 1〜Step 4 のフィードバックまでの 5 段階のステップである（表 11.2）．

1) Step 1：疑問(問題)の定式化

このステップでは，目の前の患者から生じる臨床の疑問や問題（CQ）を，具体的明確でかつ簡潔な形に整理する．その方法として疑問を定式化つまり，PI(E)CO と呼ばれる 4 つのセンテンスに整理し，CQ を明確にしていく（表 11.3）．

では，Case1 の CQ 1：「この患者の糖尿病治療薬は，メトホルミンが適切か？」の疑問を表 11.4 のように定式化してみる．

まず，この CQ 1 は臨床におけるどのようなテーマの疑問だろうか？臨床の疑問は，Fletcher カテゴリーによる分類，つまり疾病の頻度，異常，原因，診断，予後，リスク，治療，予防，コストに大きく分類されるといわれている．では，CQ 1 のカテゴリーは，何であろうか？もちろん治療ということがすぐにわかるだろう．

表 11.4　CQ 1 の PICO

P：糖尿病患者に
I：メトホルミンを投与
C：それ以外，もしくはプラセボ
O：適切か？

表 11.5　CQ 1 の PICO（改善後）

P：50 代男性，肥満で高血圧を併発している糖尿病患者に
I：メトホルミンを投与
C：それ以外，もしくはプラセボ
O：健康な人と変わらない QOL の維持と寿命の確保

CQ 1 の PICO で注目したい点は O（アウトカム）である．CQ 1 のアウトカム（O）の"適切か？"とはどういうことだろうか？治療のカテゴリーの疑問のアウトカム（O）として具体的明確に概念化する必要がある．

アウトカム（O）を，血糖値や HbA1c 値の改善という検査値に代表される代用アウトカムとして設定せず，目の前の患者にとって重要視される真のアウトカム，"健康の人と変わらない QOL の維持と寿命の確保"に設定することが臨床研究のアウトカムとして最適である．

P に関してもより具体的明確に表現し，CQ1 の PICO を改善すると表 11.5 のようになる．

2）Step 2：情報収集

このステップでは Step1 で定式化した疑問を解決すると思われる情報を探していく．情報源としては，診療ガイドライン，添付文書，エビデンスに基づいた教科書（Up To Date，クリニカルエビデンス）などの三次資料，PubMed，医中誌，コクラン・ライブラリーなどのデータベースの二次資料，そして原著論文の一次資料があげられる．PubMed，医中誌等の二次資料データベースを用いて原著論文を検索することが望ましいが，日常の臨床が多忙な医療者にとって優れた原著論文を集めて利用しやすいように加工した診療ガイドライン，Up To Date，クリニカルエビデンスなどの三次資料から情報収集を行うとよいのではないだろうか？

まずは，三次資料である診療ガイドラインから見てみることにしよう．ADA（米国糖尿病学会）と EASD（欧州糖尿病学会）が合同で発表している 2 型糖尿病の治療に対するコンセンサスガイドラインを見ていくこととする（図 11.2）．

初期治療 / 単独治療にはメトホルミンを推奨しているが，併用療法に関しては 3 ヶ月治療して目標の HbA1c に到達できなければ，リスクに応じて「スルホニル尿素＜チアゾリジン＜DPP-4 阻害剤＜SGLT2 阻害剤＜GLP-1 受容体作動薬＜基礎インスリン（中間型〜持効型インスリン）」の順番での使用を推奨している．

では，わが国における診療ガイドラインはどうだろうか？「糖尿病診療ガイドライン 2016」血糖降下薬による治療に以下のように記載されている（図 11.3）．

ガイドラインでは，血糖降下薬の選択に関しては，「各患者の病態に応じて行うこと」を勧め

第11章 臨床現場でのEBMによる患者問題解決事例 169

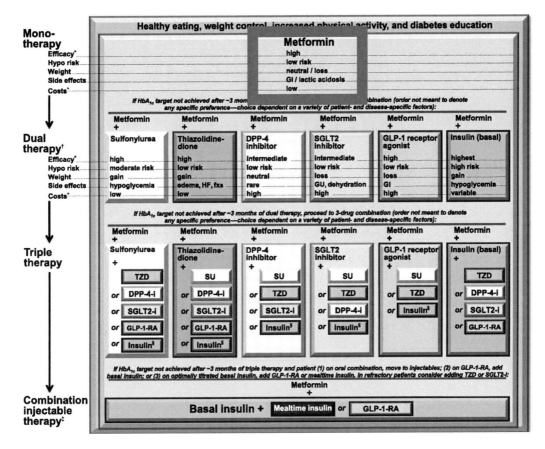

図 11.2 2型糖尿病の治療に対するコンセンサスガイドライン
(Silvio E. Inzucchi., et al. (2015) *Diabetes Care*., Jan; 38 (1), p140-149, Fig. 2)

第5章 血糖降下薬による治療（インスリンを除く）
ステートメント
Q5-2 血糖降下薬の選択はどのようにおこなうのか？
　薬物の選択は，それぞれの薬物作用の特性や副作用を考慮に入れながら，各患者の病態に応じて行う．また薬物投与は患者と同意のもと，なるべく単独で少量から開始し，血糖コントロール状態を観察しながら必要に応じて徐々に増量していく．

図 11.3 糖尿病診療ガイドライン 2016
（日本糖尿病学会編・著，糖尿病診療ガイドライン 2016, p.84 南江堂, 2016 より抜粋引用）

ているが，具体的にどの薬物が第1選択であるかは診療ガイドライン上では明記されていないことがわかる．しかしながら，メトホルミンが欧米での第1選択であることがビグアナイド薬の特徴の項目（Q5-4）に明確に記載されていることがわかる．またメトホルミンは，肥満2型糖尿病患者では，大血管症抑制のエビデンスがあることや重篤な乳酸アシドーシスの副作用に関する注意喚起についても記載がある．

　診療ガイドラインではないが，国立国際医療研究センター研究所　糖尿病情報センターが作成している国立国際医療研究センター病院　糖尿病標準診療マニュアル（第13版）は，学会ガイドラインを実地診療に導入するためにEBM手法による診療実用書を目的としたもので，日本糖尿病学会の科学的根拠に基づく糖尿病診療ガイドラインや糖尿病治療ガイドの橋渡し的なマニュアルである（http://dmic.ncgm.go.jp/medical/060/manual.html）．

　薬物療法に関しては，ビグアナイド系が第1選択薬メトホルミンと明記され，適用条件（メトホルミン 500〜1,500／分2〜3，少量から投与，血清クレアチニン1.2 mg／dL以上，80歳以上には投与しない等）についても具体的に明記されている．

　メトホルミンが2型糖尿病の第1選択薬であることのエビデンスは，1998年のLancetに掲載された有名な論文UKPDS 34研究の結果であった．ではここで，PubMedを用いて検索を行ってみることにする．PubMedによる検索方法の詳細については，第8章を参照していただきたい．

　ここでは，臨床研究のエビデンスの原著論文を検索する重要なポイントを2点だけ解説したい．1つは，臨床現場でのエビデンスとして活用できる論文は原則，細胞やネズミの動物実験の基礎研究ではなく，実際にヒトを対象とした臨床研究結果でなければ目の前の患者の診療の参考にできない点である．もう1つのポイントは，臨床研究には表11.6のようなカテゴリーがあり，各々のカテゴリーにおいて信頼性の高い臨床研究デザインが異なるということである．

　では，CQ 1：「この患者の糖尿病治療薬は，メトホルミンが適切か？」の疑問を定式化したものから文献検索に必要なキーワードは何だろうか？

　CQ 1のカテゴリーは，何か？ Step1を思い出してみよう．

　キーワードは，metformin, overweight patients, type 2 diabetesがあげられる．さらにこのCQ 1のカテゴリーは"治療"であることから，Publication Type1「治療」のキーワードである

表11.6　臨床研究デザイン

カテゴリー	カテゴリーの説明	信頼性の高い研究デザイン
病因	ある疾患の原因や危険因子	コホート研究，症例対照研究
頻度	ある疾患の罹患率や発症率	横断研究，コホート研究
診断	ある診断法の診断能	横断研究
予後	ある疾患患者の生存，QOL等のアウトカム	コホート研究
治療・予防	ある治療法の治療効果や予防効果	ランダム化比較試験
害	ある治療法による副作用や不利益な効果	ランダム化比較試験，コホート研究，症例対照研究

表11.7 CQ1の疑問の定式化（PICO改善後）

P：50代男性，肥満で高血圧併発している糖尿病患者に
I：メトホルミンを投与
C：それ以外，もしくはプラセボ
O：健康な人と変わらないQOLの維持と寿命の確保

表11.8 検索式

Search	Query	Items found
#1	Overweight patients	53043
#2	Type 2 diabetes	87536
#3	Metformin	14728
#4	#1 AND #2 AND #3	245
#5	#4 AND Clinical trial AND Randomized controlled trial AND human	57

Clinical trial, Randomized controlled trial, Humanを加えるとよいだろう（表11.8）．

57件の論文のなかに，前述の診療ガイドラインのメトホルミンが2型糖尿病の第1選択であることに対する提言の根拠となった，前述のUKPDS 34研究も含まれていたため，この論文について次のステップである批判的吟味を行うことにした．

3) Step 3：情報の批判的吟味

このステップでは，Step 2で得られた情報が，本当に正しいものであるのか，信ずるに足るものなのかどうかを吟味，評価する．今回は，メトホルミンによる治療は妥当性があるかどうかについて批判的に吟味するわけである．論文の結論が，統計学的に有意差があるとされていても，その結果を鵜呑みにすることは危険である．臨床研究は正しい手法で行われていないと，つまりバイアスなく適切な研究デザインで行われないと，誤った結論を導くことが少なくないからである．従って，このStep 3の情報の批判的吟味の目的は，論文の臨床研究の手法がそもそも正しかったかどうかを検討することになる．これを内的妥当性（研究内部の妥当性）の評価と呼ぶ．また情報の批判的吟味をする際に，研究結果の効果の大きさはどれくらいなのか，それがどういう対象者に対して行われたか，その研究結論の限界は何かを把握することも大事である．

論文をすべて熟読するのは，忙しい臨床においては困難である．まずは論文の抄録から最初に読んでみよう．特に方法の部分の対象者，介入や要因の条件，アウトカム（エンドポイント），つまり論文のPICOを抽出し，この論文を読み込む価値があるかどうかを見極めていく．治療の論文の価値があるかどうかについては，1）ランダム化比較試験であるか？ 2）ITT（intension-to-treat）解析か？ 3）一次アウトカムが明確で，真のアウトカムか？を見極める必要がある．この3つのチェックがOKならば，論文を読み進めてもよいだろう．

4) Step 4：情報の患者への適用

Step 3 で得られた情報を自身の目の前の患者にどのように利用していくかを考える．これを外的妥当性（適用可能性）の評価と呼ぶ．Step4 は，最終的に患者とともに診療行動を決定する，EBM の 5 つの Step ではもっとも重要なものである．Haynes RB が提唱した EBM の 4 要素であるエビデンス，患者の病状と周囲を取り巻く環境，患者の好みと行動，医療者の臨床経験の 4 つを考慮し，適用すべきということである．つまり，エビデンスをどのように患者に当てはめていくかが重要であり患者の意向や価値観によっては，しばしばエビデンスとは異なる決断がなされることがある．

Step 3 及び Step 4 を進める際には，どこがポイントとなるかをまとめたものとして有名な，JAMA 医学文献ユーザーズガイドのチェックシートを用いることが勧められる．

治療に関するワークシート

論文名：

Ⅰ	結果の妥当性	
1	介入群と対照群は同じ予後で開始したか ●患者はランダム割り付けされていたか ●ランダム割り付けは隠蔽化されていたか ●既知の予後因子は群間で似ていたか	
2	研究の進行とともに，予後のバランスは維持されたか ●研究はどの程度ブラインドされていたか	
3	研究完了時点で，両群は予後のバランスがとれていたか ●追跡は完了しているか ●患者は，ランダム割り付けされた集団において解析されたか ●試験は早期中止されたか	
Ⅱ	結果は何か	
1	治療効果の大きさはどれくらいか （効果の差を見る）	
2	治療効果の推定値はどれくらい精確か （信頼区間を見る）	
Ⅲ	結果を患者のケアにどのように適応できるか	
1	研究患者は自身の診療における患者と似ていたか	

	●研究組み入れ基準と一致するか ●研究結果を患者に適用しない，なんらかのやむを得ない理由があるか	
2	患者にとって重要なアウトカムはすべて配慮されたか ●患者にとって重要なアウトカムはすべて配慮されたか ●複合エンドポイントは使われたか	
3	研究完了時点で，両群は予後のバランスがとれていたか ●1件の有害アウトカムを防止するのに，あるいは1件の良好なアウトカムを発生させるのに必要な患者数（NNT）はどれくらいか ●臨床エンドポイントの減少はコスト増加や害のリスクに見合うか	

では，実際に UKPDS 34 研究を批判的に吟味し，今回の Case の適用について考えてみよう．UKPDS 34 研究論文のサマリーから，メトホルミン介入に関する部分を要約すると，以下のようになる．

【研究目的】：肥満の2型糖尿病患者にメトホルミンを投与した場合に，糖尿病関連合併症のリスクが減少するか否かを検討した．
【研究デザイン】：多施設 RCT，ITT 解析．追跡期間は平均 10.7 年．
【対象】：新たに2型糖尿病と診断された肥満（＞理想体重の120％）患者 1,704 例．25～65 歳（平均年齢 53 歳）．
【介入と比較】メトホルミン（342 例）VS 従来療法（食事療法のみから開始し，高血糖なら薬物をランダムに投与）（411 例）．
【アウトカム】糖尿病に関連した合併症，糖尿病関連死，総死亡．
【結果】1) 10 年の追跡調査期間中，HbA1c の中央値はメトホルミン群で 7.4％，従来療法群で 8.0％であった．他剤による厳格な血糖コントロール群の HbA はメトホルミン群と同様であった．2) 従来療法群と比較しメトホルミン群では，糖尿病関連合併症が 32％，糖尿病関連死が 42％，総死亡が 36％低下した．
【結論】肥満のある2型糖尿病患者において，メトホルミンを使って厳格な血糖コントロールをめざした場合，スルホニルウレアなど他剤による厳格な血糖コントロールに比べて，より合併症のリスクが減少した．また，メトホルミンを使った群では体重増加が少なかった．

【論文の PI(E)CO】

UKPDS 34 論文の PI(E)CO

P ：25～65 歳の肥満（120％以上）の糖尿病患者に，
I (E)：食事療法に加えて，メトホルミン（850～1,700 mg へ増量，最大 2,550 mg），インスリン，スルホニルウレア系薬剤の投与は，
C ：食事療法のみから開始し，高血糖なら薬物をランダムに投与（従来治療）と比較して，
O ：糖尿病関連合併症，糖尿病関連死，総死亡は減少するか．

【論文を読み進める価値があるかどうか？の3つのチェックポイント】

1) ランダム化比較試験であるか？ ☑	2) ITT（intension-to-treat）解析か？ ☑	3) 一次アウトカムが明確で，真のアウトカムか？ ☑

治療に関するワークシート

論文名：UK Prospective Diabetes Study（UKPDS）Group: Effect of intensive blood-glucose control with metformin on complications in overweight patients with type 2 diabetes（UKPDS 34）. *Lancet* 1998; 352: 854-865.

Ⅰ 結果の妥当性	
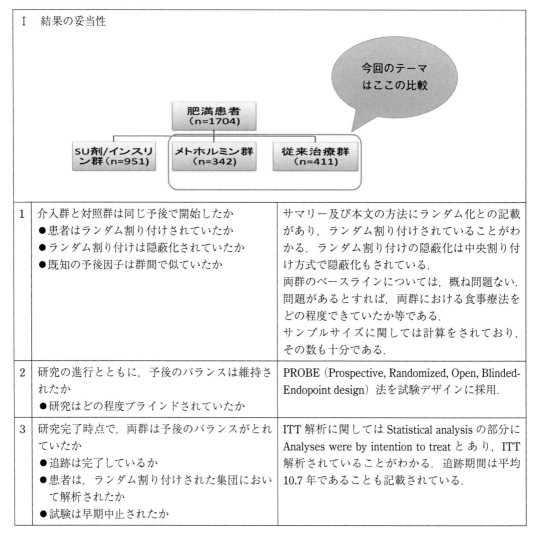	
1	介入群と対照群は同じ予後で開始したか ●患者はランダム割り付けされていたか ●ランダム割り付けは隠蔽化されていたか ●既知の予後因子は群間で似ていたか	サマリー及び本文の方法にランダム化との記載があり，ランダム割り付けされていることがわかる．ランダム割り付けの隠蔽化は中央割り付け方式で隠蔽化もされている． 両群のベースラインについては，概ね問題ない．問題があるとすれば，両群における食事療法をどの程度できていたか等である． サンプルサイズに関しては計算をされており，その数も十分である．
2	研究の進行とともに，予後のバランスは維持されたか ●研究はどの程度ブラインドされていたか	PROBE（Prospective, Randomized, Open, Blinded-Endpoint design）法を試験デザインに採用．
3	研究完了時点で，両群は予後のバランスがとれていたか ●追跡は完了しているか ●患者は，ランダム割り付けされた集団において解析されたか ●試験は早期中止されたか	ITT解析に関してはStatistical analysisの部分にAnalyses were by intention to treatとあり，ITT解析されていることがわかる．追跡期間は平均10.7年であることも記載されている．

II 結果は何か			
アウトカム	メトホルミン群 (n=342)	従来治療群 (n=411)	相対リスク (1,000人年当たり) [95% CI]
糖尿病関連合併症	98 (29.8%)	160 (43.3%)	0.68 [0.53 − 0.87]
糖尿病関連死亡	28 (7.5%)	55 (12.7%)	0.58 [0.37 − 0.91]
総死亡	50 (13.5%)	89 (20.6%)	0.64 [0.45 − 0.91]

1	治療効果の大きさはどれくらいか (効果の差を見る)	糖尿病関連合併症は，メトホルミン群（介入群）では1,000人年当たり29.8人，従来治療群（対照群）では1,000人年当たり43.3人と32％少ない．糖尿病関連死亡及び総死亡においても各々42％，36％少ない．さらに，各々のアウトカムに対して，絶対リスク（リスク差，ARR），治療必要数（NNT）を計算すると，以下のようになる ●糖尿病関連合併症 　ARR = 43.3 − 29.8 = 13.5/1,000人年 　NNT = 1/13.5 * 1,000 = 74（1年） ●糖尿病関連死亡 　ARR = 12.7 − 7.5 = 5.2/1,000人年 　NNT = 1/5.2 * 1,000 = 192（1年） ●総死亡 　ARR = 20.6 − 13.5 = 7.1/1,000人年 　NNT = 1/7.1 * 1,000 = 141（1年）
2	治療効果の推定値はどれくらい精確か (信頼区間を見る)	
III 結果を患者のケアにどのように適応できるか		
1	研究患者は自身の診療における患者と似ていたか ●研究組み入れ基準と一致するか ●研究結果を患者に適用しない，なんらかのやむを得ない理由があるか	論文の対象群患者と今回のCaseの患者背景（年齢，体重，BMI等）は概ね似ている． 　メトホルミンの用量に関しては，2010年以前はわが国では1日最大量が750mgであったが2010年以降1日最大量2,250mgまで適応可能となっている．
2	患者にとって重要なアウトカムはすべて配慮されたか ●患者にとって重要なアウトカムはすべて配慮されたか ●複合エンドポイントは使われたか	アウトカムは，糖尿病関連合併症死，糖尿病関連死，糖尿病死と真のアウトカムである．
3	研究完了時点で，両群は予後のバランスがとれていたか ●1件の有害アウトカムを防止するのに，あるいは1件の良好なアウトカムを発生させるの	メトホルミンは，腎機能障害時の乳酸アシドーシスや低血糖のリスクがあるがその頻度は低い．またメトホルミンは安価である．以上から副作用，コストを考慮してもメトホルミンによ

に必要な患者数（NNT）はどれくらいか ● 臨床エンドポイントの減少はコスト増加や害のリスクに見合うか	る治療効果は大いに期待できる．

5) Step 5：Step 1～Step 4 の評価

　よい臨床家は，実際に提供した治療やケアが，その患者にとって適切かつ有効であったか否かの適否を判断し修正できるものである．EBM は，エビデンスに対してだけでなく，最終的に患者とともに診療行動を決定した医療者自身に対して批判的吟味を行うことも大切なステップになる．このステップでは，Step 1～Step 4 でたどってきた道をもう 1 度振り返る．目の前の患者はどうなったか？ 改善すべき点はなかったか？ あるとすれば，どのように改善すればよかったか？ などといったことを中心に批判的であることが大切である．

　もう 1 つの CQ である CQ 2：この患者の高血圧治療薬は何がよいか？ 併用（2 剤）を行うのであれば，どの薬を使うべきか？ についても 5 Steps of EBM Practice に沿って自身で演習してみてほしい．

Case 2　20 歳代男性　気管支喘息

(1) 症例

20 歳代男性 Y　気管支喘息
【主訴】呼吸困難，咳嗽
【現病歴】20 歳のときに気管支喘息と診断．近医にて外来治療を継続していたが，1 ヶ月ほど前より喘息発作が週 2～3 回起こり，その都度発作治療薬の吸入を行うなど，コントロール不良な状態であり，T 大学病院を紹介され，本日受診した．
【既往歴】なし
【家族歴】父：肺気腫，気管支喘息，母：高血圧，妹：気管支喘息
【生活歴】飲酒：ビール 1 本 週 4 回，喫煙：5 年前にやめた（20 本/日，6 年喫煙），運動習慣：特になし
【入院時身体所見】身長：180 cm，体重：70.3 kg，BMI：21.7，血圧：125 / 80 mmHg，脈拍：96 拍/分，頭頸部：異常なし，胸部：心雑音なし，上肺野に Johnson 分類 Grade1 の wheezes，腹部：腫瘤なし，下肢：浮腫（－），視覚異常（－），温痛覚異常（－）
【検査所見】白血球：13,900 / mm^3，Hb：16.1 g / dL，Na：143 mEq / L，K：3.9 mEq / L，BUN：19 mg / dL，Cr：0.9 mg / dL，HbA1c：5.6 %，LDL-Cho：70 mg / dL，HDL-Cho：50 mg / dL，TG：120 mg / dL，SpO$_2$：96 %
【胸部 X 線】両上肺野の透過性亢進
【持参薬】
Rp.1　アドエア®500 ディスカス®60 吸入用　　2 個
　　　　1 回 1 吸入　1 日 2 回　朝・夕吸入
Rp.2　スピリーバ®吸入用カプセル 18 μg　1 回 1 カプセル（1 日 1 回）

　　　　1日1回　就寝前吸入
Rp.3　サルタノール® インヘラー100 μg　　1本
　　　　発作がひどい時に2吸入　1日3回まで

(2) 5 Steps of EBM Practice

まず，この患者に対する臨床上の問題点（クリニカルクエスチョン（CQ））を明確にする（図11.4）．

> CQ：この患者の気管支喘息治療をコントロール良好にするために，既存の治療に追加すべき薬剤は何か？

図11.4

このCQに対して，EBMの5つのステップの手順（5 Steps of EBM Practice）に従って解決してみよう．

1) Step 1：疑問（問題）の定式化

Case 2のCQ：「この患者の気管支喘息治療をコントロール良好にするために，既存の治療に追加すべき薬剤は何か？」の疑問を定式化すると以下のようになる（表11.9）．

表11.9　CQのPICO

P：20歳代のコントロール不良気管支喘息患者に
I：既存治療＋追加薬は
C：既存治療と比較して
O：喘息コントロールを改善するか

2) Step 2：情報収集

まずは，三次情報である診療ガイドラインから見てみる．喘息治療に関するガイドラインとしては，国際的なガイドラインであるGlobal Initiative for Asthma（GINA）が有名である（現在はGINA 2016）．一方，日本では一般社団法人日本アレルギー学会の喘息ガイドライン専門部会が監修している，「喘息予防・管理ガイドライン2015」（以下，ガイドライン）がある．ここでは，「喘息予防・管理ガイドライン2015」に基づいて症例を検討していく．

この症例の患者は，喘息治療継続中であり，1ヶ月ほど前よりそのコントロールが不良とのこと．ガイドラインに記載されている喘息コントロール状態の評価（表11.10）に照らし合わせて，患者の状態を評価する．

現病歴より，「1ヶ月ほど前より喘息発作が週2～3回起こり，その都度発作治療薬の吸入を行う」とある．このことから，

表 11.10 喘息コントロール状態の評価

	良好（すべての項目が該当）	不十分（いずれかの項目が該当）	不良
喘息症状 （日中及び夜間）	なし	週1回以上	コントロール不十分が3つ以上当てはまる
発作治療薬の使用	なし	週1回以上	
運動を含む活動制限	なし	あり	
呼吸機能 （FEV1 及び PEF）	予測値あるいは自己良値の80％以上	予測値あるいは自己良値の80％未満	
PEFの日（週）内変動	20％未満[*1]	20％以上	
増悪 （予定外受診，救急受診，入院）	なし	年に1回以上	月に1回以上[*2]

[*1]：1日2回測定による日内変動の正常上限は8％
[*2]：増悪が月に1回以上あれば他項目が該当しなくてもコントロール不良と評価する

（喘息予防・管理ガイドライン 2015 より）

・喘息発作は2～3回/週発生
・喘息発作の都度，サルタノール®インヘラー100μgを吸入
　また，週に2～3回も喘息発作が起きていることから，
・程度は不明だが，運動等の活動制限が予想される．
　従って，表11.10より，症例の患者はコントロール不良または不十分であると判断できる．
　次に，この患者の治療の強度を評価する．ガイドラインでは，喘息治療をその強度から以下の4つのステップに分類している．そして，受診時の症状と治療状況を総合的に評価して，患者にとってどの治療ステップが適切かを決定する．

治療ステップ1：長期管理薬0～1剤＋発作治療薬
治療ステップ2：長期管理薬1～2剤＋発作治療薬
治療ステップ3：長期管理薬2～3剤＋発作治療薬
治療ステップ4：長期管理薬（＋追加療法）＋発作治療薬

　この分類に従うと，この症例の患者は治療ステップ3に該当する（持参薬参照）．つまり，アドエア®500ディスカス®60吸入用とスピリーバ®吸入用カプセル18μgが長期管理薬に該当し，サルタノール®インヘラー100μgが発作治療薬に該当する．

【持参薬】
　アドエア®500ディスカス®60吸入用 ： LABA（＋ステロイド薬）
　　（一般名：サルメテロールキシナホ酸塩＋フルチカゾンプロピオン酸エステル）
　スピリーバ®吸入用カプセル18μg ： LAMA
　　（一般名：チオトロピウム臭化物水和物）
　サルタノール®インヘラー100μg ： SABA
　　（一般名：サルブタモール硫酸塩）

LABA：長時間作用性 β_2 刺激薬，LAMA：長時間作用性吸入抗コリン薬，
SABA：短時間作用性 β_2 刺激薬，
続いて，具体的な治療ステップにおける処方薬（持参薬）の適性を評価する（表11.11）．

表11.11 喘息治療ステップ

		ステップ1	ステップ2	ステップ3	ステップ4
長期管理薬	基本治療	吸入ステロイド（低用量） 上記が使用できない場合 ・LTRA ・テオフィリン徐放製剤	吸入ステロイド（低～中用量） 上記で不十分な場合に以下のいずれか1剤併用 ・LABA（配合剤使用可） ・LTRA ・テオフィリン徐放製剤	吸入ステロイド（中～高用量） 上記に下記いずれか1剤あるいは複数併用 ・LABA（配合剤使用可） ・LTRA ・テオフィリン徐放製剤 ・LAMA	吸入ステロイド（高用量） 上記に下記の複数併用 ・LABA（配合剤使用可） ・LTRA ・テオフィリン徐放製剤 ・LAMA ・抗IgE抗体 ・経口ステロイド薬
	追加治療	LTRA以外の抗アレルギー薬	LTRA以外の抗アレルギー薬	LTRA以外の抗アレルギー薬	LTRA以外の抗アレルギー薬
発作治療		吸入SABA	吸入SABA	吸入SABA	吸入SABA

LTRA：ロイコトリエン受容体拮抗薬，SABA：短時間作用性 β_2 刺激薬，
LABA：長時間作用性 β_2 刺激薬，LAMA：長時間作用性抗コリン薬

（喘息予防・管理ガイドライン2015より）

　ガイドラインでは，治療ステップ3について，吸入ステロイド薬（高用量）と長時間作用性 β_2 刺激薬（LABA）の併用を推奨している．また，これで不十分の場合は，ロイコトリエン受容体拮抗薬（LTRA）（エビデンスB），テオフィリン徐放製剤（エビデンスB），長時間作用性吸入抗コリン薬（LAMA）（エビデンスA）のいずれかを併用することを推奨している．
　ここで，エビデンスについて簡単に触れておく．エビデンスにはAからDまであり，治療の推奨グレードを示している．
　エビデンスA：強く勧められる　　　エビデンスC：勧められるだけの根拠が明確でない
　エビデンスB：勧められる　　　　　エビデンスD：行わないよう勧められる
　これらを示すには，根拠となる情報が必要である．
　たとえば，先ほどの，治療ステップ3にある，治療が不十分な場合に，長時間作用性吸入抗コリン薬（LAMA）を併用することに対して，エビデンスAがついている．この根拠となるものが，原著論文であり，この例については3つの論文が引用されている．

〈論文1〉（図11.5）

Kerstjens H A, Engle M, Dahl R, et al. Tiotropium in asthma poorly controlled with standard combination therapy. *N Engl J Med*. 2012; 367: 1198-1207.

〈論文2〉

Ohta K, Ichinose M, Tohda Y, et al. Long-term once-daily tiotropium respimat is well tolerated and maintains efficacy over 52 weeks in patients with symptomatic asthma in Japan: a randomized, placebo-controlled study. *PLoS One*. 2015; 10: e0124109.

〈論文3〉

Kerstjens H A, Casale TB, Bleeker ER, et al. Tiotropium or salmeterol as abb-on therapy to inhaled corticosteroids for patients with moderate symptomatic asthma: two replicate, double-blind, placebo-controlled, parallel-group, active-comparator, randomized trials. *Lancet Respir Med*. 2015. doi: 10.1016/S2213-2600（15）0031-4.［Epub ahead of print］

　これらの論文はどれもランダム化比較試験が実施されており，エビデンスレベルの高いランクの論文であることがわかる．そして，これらの論文では，吸入ステロイド薬と長時間作用性 β_2 刺激薬（LABA）に加えて，長時間作用性吸入抗コリン薬（LAMA）を併用することで，気管支喘息治療効果が得られると結論づけている．ここでは，論文1について，「医学論文の批判的吟味」のチェックリストを用いて論文を評価，つまり 5 Steps of EBM Practice の step 3：情報の批判的吟味を実施してみることにする．

3）Step 3：情報の批判的吟味

【論文の PICO】

PrimoTinA-asthma 試験　論文の PICO
P：吸入グルココルチコイドと LABA を投与されている喘息患者において，   I：チオトロピウム（総投与量 5 μg）のソフトミスト吸入は，   C：プラセボと比較して，   O：チオトロピウムの肺機能に対する有効性（ピーク FEV1）や喘息の増悪が減少（重度増悪の初回発生までの期間）するか？

The NEW ENGLAND JOURNAL of MEDICINE

ORIGINAL ARTICLE

Tiotropium in Asthma Poorly Controlled with Standard Combination Therapy

Huib A.M. Kerstjens, M.D., Michael Engel, M.D., Ronald Dahl, M.D.,
Pierluigi Paggiaro, M.D., Ekkehard Beck, M.D., Mark Vandewalker, M.D.,
Ralf Sigmund, Dipl.Math., Wolfgang Seibold, M.D., Petra Moroni-Zentgraf, M.D.,
and Eric D. Bateman, M.D.

ABSTRACT

BACKGROUND

Some patients with asthma have frequent exacerbations and persistent airflow obstruction despite treatment with inhaled glucocorticoids and long-acting beta-agonists (LABAs).

METHODS

In two replicate, randomized, controlled trials involving 912 patients with asthma who were receiving inhaled glucocorticoids and LABAs, we compared the effect on lung function and exacerbations of adding tiotropium (a total dose of 5 μg) or placebo, both delivered by a soft-mist inhaler once daily for 48 weeks. All the patients were symptomatic, had a post-bronchodilator forced expiratory volume in 1 second (FEV_1) of 80% or less of the predicted value, and had a history of at least one severe exacerbation in the previous year.

RESULTS

The patients had a mean baseline FEV_1 of 62% of the predicted value; the mean age was 53 years. At 24 weeks, the mean (±SE) change in the peak FEV_1 from baseline was greater with tiotropium than with placebo in the two trials: a difference of 86±34 ml in trial 1 (P=0.01) and 154±32 ml in trial 2 (P<0.001). The predose (trough) FEV_1 also improved in trials 1 and 2 with tiotropium, as compared with placebo: a difference of 88±31 ml (P=0.01) and 111±30 ml (P<0.001), respectively. The addition of tiotropium increased the time to the first severe exacerbation (282 days vs. 226 days), with an overall reduction of 21% in the risk of a severe exacerbation (hazard ratio, 0.79; P=0.03). No deaths occurred; adverse events were similar in the two groups.

CONCLUSIONS

In patients with poorly controlled asthma despite the use of inhaled glucocorticoids and LABAs, the addition of tiotropium significantly increased the time to the first severe exacerbation and provided modest sustained bronchodilation. (Funded by Boehringer Ingelheim and Pfizer; ClinicalTrials.gov numbers, NCT00772538 and NCT00776984.)

図 11.5 〈論文 1〉の abstract

(Kerstjens H A., et al. (2012) N Engl J Med., 367, p 1198-1207)

【論文を読み進める価値があるかどうか？の3つのチェックポイント】

1) ランダム化比較試験であるか？ ☑はい □いいえ □不明	2) ITT（intension-to-treat）解析か？ ☑はい □いいえ □不明	3) 一次アウトカムが明確で，真のアウトカムか？ □はい ☑いいえ □不明

治療に関するワークシート

論文名：Kerstjens H A, Engle M, Dahl R, *et al*. Tiotropium in asthma poorly controlled with standard combination therapy. *N Engl J Med*. 2012; 367: p. 1198-1207.

I　結果の妥当性

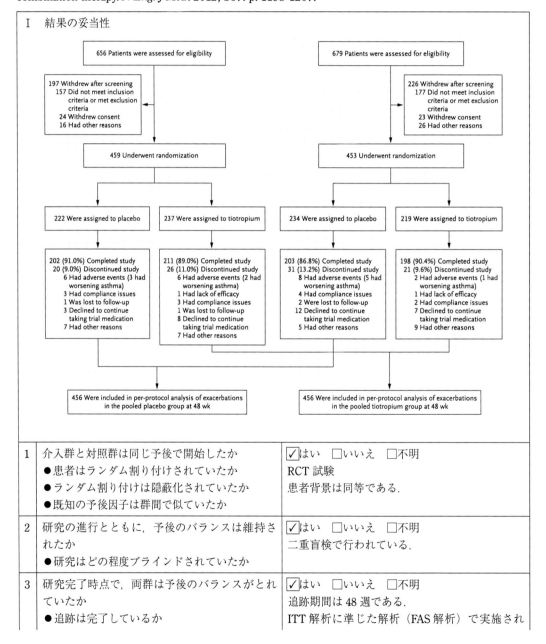

1	介入群と対照群は同じ予後で開始したか ●患者はランダム割り付けされていたか ●ランダム割り付けは隠蔽化されていたか ●既知の予後因子は群間で似ていたか	☑はい □いいえ □不明 RCT試験 患者背景は同等である．
2	研究の進行とともに，予後のバランスは維持されたか ●研究はどの程度ブラインドされていたか	☑はい □いいえ □不明 二重盲検で行われている．
3	研究完了時点で，両群は予後のバランスがとれていたか ●追跡は完了しているか	☑はい □いいえ □不明 追跡期間は48週である． ITT解析に準じた解析（FAS解析）で実施され

第 11 章　臨床現場での EBM による患者問題解決事例　　*183*

	●患者は，ランダム割り付けされた集団において解析されたか ●試験は早期中止されたか	ている．
II	結果は何か	
	I．ピーク FEV1 のベースラインからの変化は，プラセボ群よりチオトロピウム群で大きかった． 　　両群間の差は，T1 試験では 86 ± 34mL（P = 0.01），T2 試験では 154 ± 32mL（P ＜ 0.001） II．チオトロピウム群では，プラセボ群に比べトラフ FEV1 の改善も大きかった 　　両群間の差は，T1 試験では 88 ± 31mL（P = 0.01），T2 試験では 111 ± 30mL（P ＜ 0.001） III．初回の重症増悪までの時間 　　チオトロピウム群が 282 日，プラセボ群が 226 日，HR：0.79（95% CI　0.62-1.00，P = 0.03） IV．重症増悪を 1 回以上経験した患者割合は，チオトロピウム群が 26.9%，プラセボ群が 32.8% V．1 人 - 年当たりの重症増悪回数は 0.53 と 0.66 で，両群間の差は有意だった（P = 0.046）	
1	治療効果の大きさはどれくらいか （効果の差を見る）	III．初回の重症増悪までの時間 チオトロピウム群が 282 日，プラセボ群が 226 日，HR：0.79（95% CI　0.62-1.00，P = 0.03）
2	治療効果の推定値はどれくらい精確か （信頼区間を見る）	IV．重症増悪を 1 回以上経験した患者割合は，チオトロピウム群が 26.9%，プラセボ群が 32.8% であることから，リスク比（RR），リスク差（ARR），NNT を計算すると，以下のようになる． ●重症喘息増悪のリスクに関する指標 　RR = 26.9／32.8 = 0.82 　ARR = 32.8 － 26.9 = 5.9% 　NNT = 1／ARR = 16.9
III	結果を患者のケアにどのように適応できるか	
1	研究患者は自身の診療における患者と似ていたか ●研究組み入れ基準と一致するか ●研究結果を患者に適用しないなんらかのやむを得ない理由があるか	□はい　☑いいえ　□不明 論文の対象群患者と今回の Case の患者背景（年齢，体重，BMI 等）は年齢が異なる．
2	患者にとって重要なアウトカムはすべて配慮されたか ●患者にとって重要なアウトカムはすべて配慮されたか ●複合エンドポイントは使われたか	□はい　☑いいえ　□不明 チオトロピウムの追加で喘息症状のコントロールはよくなるのかもしれないが，喘息コントロールはサロゲートエンドポイントであり，喘息死を評価したものではない．
3	研究完了時点で，両群は予後のバランスがとれていたか ●1 件の有害アウトカムを防止するのに，あるいは 1 件の良好なアウトカムを発生させるのに必要な患者数（NNT）はどれくらいか ●臨床エンドポイントの減少はコスト増加や害のリスクに見合うか	□はい　□いいえ　☑不明 喘息関連死などの重大な副作用情報の記載もないので不明である．

以上から，この論文に対する内的妥当性をまとめると，LABA ＋ステロイド＋ LAMA（チオト

ロピウム) の治療は喘息増悪リスクを減少させる可能性があると結論されているが, 試験の結果, 喘息症状のコントロールはよくなるのかもしれないがサロゲートアウトカムを見ている試験であり, 総死亡を評価したものではない. また, 安全性の部分に対する評価が行われていない点の問題点もあると考える.

4) Step 4：情報の患者への適用

さて, 患者は長期管理薬を用いているにもかかわらず, 喘息コントロールが不良または不十分の可能性がある. 従って, 現在の治療ステップにおける患者の症状等を考慮した上で, 今後の治療をどのように進めていくかを判断する必要がある (表11.12). 現在, この患者の治療ステップは3であるが,「喘息発作が週2～3回起こっている」ことから, 現治療薬での患者の状態は重症持続型に相当する. よって, この患者に対する今後の治療方針としては, 治療ステップのステップアップを考慮する必要があるといえる.

表11.12　現在の治療を考慮した喘息重症度の分類

現在の治療における患者の症状	ステップ1	ステップ2	ステップ3	ステップ4
コントロールされた状態 ・症状を認めない ・夜間症状を認めない	軽症 間欠型	軽症 持続型	中等症 持続型	重症 持続型
軽症間欠型相当 ・症状が週1回未満 ・症状は軽度で短い ・夜間症状は月に2回未満	軽症 間欠型	軽症 持続型	中等症 持続型	重症 持続型
軽症持続型相当 ・症状が週1回以上, しかし毎日ではない ・症状が月1回以上で日常生活や睡眠が妨げられる ・夜間症状が月に1回以上	軽症 持続型	中等症 持続型	重症 持続型	重症 持続型
中等症持続型相当 ・症状が毎日 ・短時間作用性吸入 β_2 刺激薬がほとんど毎日必要 ・週1回以上, 日常生活や睡眠が妨げられる ・夜間症状が週1回以上	中等症 持続型	重症 持続型	重症 持続型	最重症 持続型
重症持続型相当 ・治療下でもしば増悪 ・症状が毎日ある ・日常生活が制限される ・夜間症状がしばしばある	重症 持続型	重症 持続型	重症 持続型	最重症 持続型

(喘息予防・管理ガイドライン2015より)

治療のステップアップにより，患者は治療ステップ4に入る．喘息治療薬の選択としては，吸入ステロイド（高用量）にLABA，LTRA，テオフィリン徐放製剤，LAMA，抗IgE抗体または経口ステロイド薬を複数併用することが推奨されている（表11.11）．これより，患者の処方薬（持参薬）に追加すべき薬剤の選択肢としては，LTRA，テオフィリン徐放製剤，抗IgE抗体そして経口ステロイド薬がある．そこで，追加可能な薬剤のエビデンスレベルを検証していく．

LTRAは，気管支拡張作用と気道炎症抑制作用を有し，喘息症状，呼吸機能，吸入β_2刺激薬の吸入頓用回数，気道炎症，気道過敏性，吸入ステロイド薬使用量，喘息増悪回数及び患者QOLを有意に改善する報告がある（エビデンスA）．また，吸入ステロイド薬と併用した場合，LABAと比較して症状や呼吸機能の改善，増悪予防効果はやや劣るものの（エビデンスA），アドヒアランスが比較的良好なために一般臨床においては吸入長時間作用性β_2刺激薬と同等の併用効果が得られる可能性があるとの報告もある（エビデンスB）．

テオフィリン徐放製剤の特徴は，その他の治療によって効果不十分な場合に追加することが推奨されている．また，テオフィリン徐放製剤は，吸入ステロイド薬と併用して効果を見ると，300 mg～400 mg/日の投与では，LABAと比較した場合はやや劣り，LAMAと比較した場合は同等かやや劣るとの報告がある（エビデンスB）．また，テオフィリンの有効安全域は狭く，また種々の因子（薬物相互作用など）で血中濃度が変動するため，副作用の回避に血中濃度モニタリングが必要になる．

抗IgE抗体である，オマリズマブはヒト化モノクローナル抗体である．高用量の吸入ステロイド薬でもコントロール不十分な患者において，増悪予防，症状スコア軽減，QOL改善，入院及び救急受診回数の減少効果があり，ステロイド薬の減量が可能であるとの報告がある（エビデンスA）．また，吸入ステロイド薬とLABAを併用してもコントロール不十分な患者において，追加投与の有効性が確認されている唯一の薬剤でもある（エビデンスB）．一方で，次の条件を満たす場合その使用が可能となる．

・高用量の吸入ステロイド薬に加えて複数の抗喘息薬を併用しても症状が安定しない
・通年性吸入抗原に対して陽性を示す
・体重及び初回投与前血清中総IgE濃度が投与量換算表で定義されている基準を満たす

経口ステロイド薬は，気管支拡張薬の効果が失われた増悪例，中等度以上の発作例，あるいは既にステロイド薬を投与している例に使用する（エビデンスA）．その用法・用量としては，中～高用量（プレドニゾロン0.5 mg/kg前後）を短期間投与（通常1週間以内）することが推奨されている．

5) Step 5：Step 1～Step 4の評価

以上のことを考慮すると，エビデンスレベルがBであるテオフィリン徐放製剤は，他の3剤（LTRA，抗IgE抗体，経口ステロイド薬）に比べると優先順位が低くなると判断できる．一方，抗IgE抗体は，吸入ステロイド薬とLABAを併用してもコントロール不十分な患者において，追加投与の有効性が確認されている唯一の薬剤であることから，LTRAまたは経口ステロイド薬を追加してもコントロール不十分な場合に抗IgE抗体を選択するという順番がよいと思われる．従って，まずこの患者へ追加すべき薬剤としては，LTRAまたは経口ステロイド薬のどちらかだ

と思われる．

　経口ステロイド薬を選択する場合は，短期間服用であれば大きな問題にはならないが，長期間服用する場合は骨粗鬆症，高血圧，糖尿病，視床下部—下垂体—副腎系抑制，肥満，白内障，緑内障，筋力低下などの全身性副作用のリスクを考慮しなければならない．また，患者が若者であればムーンフェイスやニキビなどの容姿（見た目）のリスクに関する説明とともに，経口ステロイド薬の自己判断による急な服用の中止のリスクに関する服薬説明も必要な薬である．症例患者は20歳代男性なので，服薬コンプライアンスに関する問題はないと思われるが，服用によるムーンフェイスやニキビなどの容姿の変化に関するリスクの説明が必要と思われる．

　臨床家は，提供した治療やケアが患者にとってどのような結果になったかを吟味しなければならない．吟味した結果，改善すべき点はなかったか，また，あるとすればどのように改善すべきだったかなどを評価することが大切である．これまで学習してきたとおり，臨床家は，EBMによる患者問題の解決法を駆使し患者に対して最良の医療を提供する必要がある．

参考文献

第 1 章

Bennett P, Calman K, Curtis S（2010）Risk Communication and Public Health, OXFORD UNIVERSITY PRESS

Baruch Fischhoff., *et al.*（翻訳版，中山健夫他）（2015）FDA リスク & ベネフィット コミュニケーション：エビデンスに基づく健康・医療に関する指針，丸善出版

第 2 章

宮田直樹（2013）医薬品の名前 ステムを知ればクスリがわかる，じほう

第 3 章

薬食発第 0304007 号（平成 21 年 3 月 4 日），厚生労働省

第 4 章

Rogers AS（1987）*Drug-Intelligence and Clinical Pharmacy*, 21（11），p915-920

Naranjo CA., *et al.*（1981）*Clin Pharmacol Ther*, 30（2）p239-245

第 5 章

独立行政法人 医薬品医療機器総合機構の Web ページ http://www.pmda.go.jp/（アクセス日 2017 年 2 月 25 日）

第 6 章

Abate MA, Blommel ML（2013）Drug Information and Literature Evaluation, Remington Education

第 7 章

Sackett DL（1996）*BMJ*, 312:71-72

中山 健夫（2014）健康・医療の情報を読み解く 健康情報学への招待，丸善

Minds 診療ガイドライン作成マニュアル Ver.2.0（2016.03.15）（2016）

http://minds4.jcqhc.or.jp/minds/guideline/pdf/manual_4_2.0.pdf（アクセス日 2017 年 2 月 25 日）

NIH Library support for systematic reviews http://nihlibrary.campusguides.com/systematicreviews（アクセス日 2017 年 2 月 25 日）

くすりの適正使用協議会監修（2008）実例で学ぶ薬剤疫学の第一歩，レーダー出版センター

第 8 章

PubMed http://www.ncbi.nlm.nih.gov/pubmed/（アクセス日 2017 年 2 月 25 日）

Sackett DL, Strauss SE, Richardson WS., *et al.*（2000）Evidence-Based Medicine How to Practice and Teach EBM, 2nd ed., Churchill Livingstone

Gray M（2001）Evidence-Based Healthcare How to Make Health Policy and Management Decisions, 2nd ed., Churchill Livingstone

Guyatt G, Rennie D, Meade MO, Cook DJ（2014）Users' Guides to the Medical Literature: A Manual for Evidence-Based Clinical Practice, 3rd ed., JAMAevidence

Oxford Centre for Evidence-Based Medicine, http://www.cebm.net/（アクセス日 2017 年 2 月 25 日）

PubMedの使い方，東邦大学医学メディアセンター http://www.mnc.toho-u.ac.jp/mmc/pubmed/index.htm （アクセス日 2017年2月25日）

第9章

能登洋（2010）やさしいエビデンスの読み方・使い方 臨床統計学からEBMの真実を読む，南江堂

佐藤弘樹，市川度（2013）生存時間解析がこれでわかる！臨床統計まるごと図解，中山書店

相原守夫他監訳（2010）医学文献ユーザーズガイド 根拠に基づく診療のマニュアル第2版（Users' Guides to the Medical Literature: A Manual for Evidence-Based Clinical Practice, 2ndE），凸版メディア

第10章

池田俊也，小野塚修二（2004）医薬品の価格算定と薬剤経済学 – 応用への道筋 –，医薬産業政策研究所リサーチペーパー・シリーズ 19

葛西美恵（2011）日本医療・病院管理学会誌，48（4），p25-32

George B, Harris A, Mitchell A（1999）Cost Effectiveness Analysis and the Consistency of Decision Making: Evidence from Pharmaceutical Reimbursement in Australia 1991-96, *Centre for Health Program Evaluation (Australia) Working Paper*89

第11章

名郷直樹（2009）ステップアップ EBM 実践ワークブック 10級から始めて師範代をめざす，南江堂

日本糖尿病学会編（2016）糖尿病診療ガイドライン 2016，南江堂

The UK Prospective Diabetes Study（UKPDS）Group（1998）*Lancet*, 352（9131）p854-865

国立国際医療研究センター病院 糖尿病標準診療マニュアル（第13版）http://dmic.ncgm.go.jp/medical/060/manual.html（アクセス日 2017年2月25日）

Silvio E. Inzucchi., *et al.*（2015）*Dia petes Care*, 38（1）p140-149

一般社団法人日本アレルギー学会喘息ガイドライン専門部会監修（2015）喘息予防・管理ガイドライン 2015，協和企画

和文索引

あ

アウトカム	151
アウトカムの指標	151
アカデミック・ディテーリング	10
アカデミック・ディテーリングのフローチャート	11
アドヒアランス	5
アルゴリズム	45
安全性情報	50, 74
安全性速報	50, 52
安全性定期報告	47
Advanced 検索	121
ICH E6 ガイドライン	28
ITT 解析	105, 148
αエラー（第一種の過誤）	146

い

イエローレター	50, 51
医学書	90
医学中央雑誌	84, 126
医学用語シソーラス	84, 126
一次資料	82
医中誌	84
医中誌の検索画面	126
一般の人向けの承認薬情報	76
一般名	13, 14
一般用医薬品	66
遺伝子関連論文	126
医薬情報担当者	67
医薬品安全対策情報	54
医薬品一般的名称	13
医薬品，医薬部外品，化粧品，医療機器及び再生医療等製品の製造販売後安全管理の基準	34
医薬品，医薬部外品，化粧品及び再生医療等製品の品質管理の基準	34
医薬品医療機器総合機構	32, 43, 67, 68
医薬品・医療機器等安全性情報	53
医薬品・医療機器等安全性情報報告制度	43
医薬品インタビューフォーム	68
医薬品開発から市販後までの流れ	3
医薬品承認審査の限界	41
医薬品情報学	2
医薬品情報ソース	91
医薬品情報提供の法的根拠	2
医薬品情報の種類	81
医薬品情報の流れ	2
医薬品情報の分類と情報ソース	81
医薬品適正使用	3
医薬品に関する情報提供	6
医薬品に特化した検索	84
医薬品の安全性情報報告書	43
医薬品の承認申請	32
医薬品の製造販売後の調査及び試験の実施の基準	47
医薬品の製造・品質管理基準	34
医薬品の組成・性状	17
医薬品の添付文書	57
医薬品の日本命名法	15
医薬品の薬効分類	18
医薬品の臨床試験の実施の基準	48
医薬品評価・研究センター	74
医薬品評価情報集	87
医薬品別の情報インデックス	75
医薬品リスク管理計画書	48
医療技術評価	161
医療用医薬品　情報検索ページ	63
医療用医薬品製品情報概要	71
医療用医薬品添付文書	57
医療用医薬品添付文書情報の入手及び検索	64
医療用医薬品添付文書の記載項目	62
インターネット上の医療情報	94
インタビューフォーム	64, 67, 68
インパクトファクター	82, 83
インフォームド・コンセント	3, 151
EBM とガイドライン	85
EBM の 5 つのステップ	101
EMTREE シソーラス	84

え

英国 eMC	77
英国 eMC の添付文書情報	78
英国 NHS	5
英国 NICE	87
英国医薬品・医療製品規制庁	77
英国医薬品等の規制機関 MHRA の添付文書情報	77
英国国立医療技術評価機構	87
英国での薬剤経済学研究	161
英国の国民保健サービス	128
英国の添付文書情報	76
エビデンス	97
エビデンスレベルのランク	98, 133
エンドポイント	98, 147, 150
ATC コード	18
ATC 分類	18
ATC/DDD Index のウェブページ	19
FDA の患者向け医薬品情報	75
FDA リスク・ベネフィットに関する情報提供指針	10
MSD マニュアル	90
NEJM 誌の臨床論文の抄録例	142

お

欧州 EMA の医薬品情報検索サイト	77
欧州医薬品庁の医薬品情報	76
欧米の添付文書情報及び安全性情報	73
オッズ	110
オッズ比	110
オッズ比の求め方	110
思い出しバイアス	134
on-treatment 解析	148
OTC 医薬品情報入手及び検索	67
OTC 医薬品添付文書	65

か

外的妥当性	101
ガイドライン	85
介入研究	103, 105
開発業務受託機関	30
解剖治療化学分類法	18

科学的評価報告書	76	厚生労働省の役割	55	ジェネリック医薬品	57
化学名	15	構造化抄録	82	時間の指標	151
学術雑誌	83	構造化抄録ガイドライン	140	システマティックレビュー	114, 126, 128
化合物の命名法	17	公知申請の流れ	36	疾患情報	87
仮説検定	143	後発医薬品	57	疾患に特化した検索	84
家庭薬	65	後発医薬品の承認申請	36	質調整生存年	158
カプランマイヤー法	153	交絡	134	自動マッピング機能	118
観察研究	103, 107	交絡因子	134	市販後調査	42
観察的疫学研究報告の質改善声明	140	交絡因子の制御方法	138	市販後に入手可能な情報	54
患者志向型の行動	165	交絡の制御	136	市販後の制度	41
患者副作用報告	44	国際一般名	13, 76	市販後評価	75
患者向医薬品ガイド	64, 72	国際純正及び応用化学連合	17	市販直後調査	48
患者向け添付文書情報	77	国民保健サービス	78, 87, 161	市販薬	65
がん情報サイト	87	コクラン共同計画	128	遮蔽	105, 147
感度と特異度	118	コクラン・ライブラリー	114, 128	重篤なリスクのシグナル	75
		コクラン・ライブラリーの基本の検索	129	重篤副作用疾患別対応マニュアル	64, 71

き

企業報告制度	42	国立医療技術評価機構	161	主要評価項目	150
危険率	144	国立研究開発法人科学技術振興機構	84, 127	「使用上の注意」の改訂	63
記述統計	144	国立バイオテクノロジー情報センター	117	使用上の注意の改訂指示	53
基礎研究	25	誤差	132	使用成績調査	47
帰無仮説	144	誤差範囲	146	承認薬・添付文書情報	74, 76
帰無仮説による検定の流れ	145	コックス回帰モデル	153	情報収集	101, 168, 177
疑問（問題）の定式化	101, 167, 177	コックス比例ハザードモデル	153	情報の患者への適用	101, 172, 185
キーワード検索	120	コードによる医薬品の同定	87	情報の批判的吟味	101, 171, 182
緊急安全性情報	50, 51	コホート研究	107	情報バイアス	133, 134
		コモンテクニカルドキュメント	32	情報リテラシー	1, 137

く

偶然誤差	132	根拠	97	症例集積研究	112
偶然誤差の制御と評価	136	根拠に基づく医療	85	症例対照研究	108
偶然性	137	コンコーダンス	5	症例報告	112
区間推定	146	コンコーダンスのメリット・デメリット	6	抄録	140
くすりのしおり	73	コンプライアンス	4	除外基準	150
クリニカルクエスチョン	100, 140			緒言	141
				処方薬情報	74
				新医薬品	57
				新規医薬品開発	25
				新規医薬品開発の基本的な流れ	26

け

系統誤差	132	再現性	135	新規医薬品の承認申請	33
ケースコントロール研究	108	再審査制度	46	審査報告書	64
結果	141	最大の解析対象集団	148	審査報告書，申請資料概要検索URL	35
研究デザイン	99, 127, 147	再評価制度	47	真のアウトカム	151
研究デザインとエビデンス	98	サブグループ解析	154	真のエンドポイント	99
検索	120	三次資料	84	新薬申請と承認	32
検索項目とタグ	120	サンプルサイズ	136, 146	信頼区間	146
検出力	146	サンプルサイズの設定	150	信頼性	135
原著論文	82			診療ガイドライン	85

こ

考察	143	シェアード・ディシジョン・メイキング	4, 86	診療ガイドライン作成	86

さ

し

和文索引

診療ガイドラインの定義	85
CTD の概要	34
GCP ガイドライン	28
JAMA 医学文献ユーザーズガイド	172
JAMA ユーザーズガイド	137
JAPICDOC	84
J-STAGE	84
J-STAGE での検索例	127

す

推測統計	144
推定	146
ステム	20
Step 1〜Step 4 の評価	176, 186

せ

正確度	135
製造販売業者	43
製造販売業者のウェブサイト	68
製造販売後調査等	47
製造販売後臨床試験	48
製造販売承認基準	65
製造販売承認制度	35
生存曲線	153
生存時間解析	153
生存時間曲線	153
精度	135
製品概要	76, 77
生物学的製剤の評価・研究センター	73
世界保健機関	13
セカンダリ・エンドポイント	150
絶対リスク	152
絶対リスク減少率	106
セルフメディケーション	65
全生存期間	151
選択基準	149
選択バイアス	133, 134, 136

そ

奏効率	151
相対リスク	107, 152
相対リスク減少率	106
増分費用効果比	159
層別解析	154, 155
層別無作為化	147
層別ランダム化	147
双方向コミュニケーション	9
組成・性状	15

た

第1類医薬品	66
第Ⅰ相試験	28
第Ⅲ相試験	29
第3類医薬品	66
大衆薬	65
タイトル	140
第Ⅱ相試験	29
第2類医薬品	66
代用アウトカム	151
代用のエンドポイント	99
第Ⅳ相試験	30
妥当性	135
ダブルブラインド	136, 147
ダブルマスキング	136
単純無作為化	147
単純ランダム化	147
WHO 国際医薬品モニタリング制度	45

ち

治験	28
治験コーディネーター	30
治験施設支援機関	30
治験実施計画書に適合した対象集団	148
治験審査委員会	30, 151
治験のプロセス	28
治験モニター	30
中毒と毒性情報	87
治療必要数	106
治療・予防のエビデンスチェックリスト	139

て

定期的安全性最新報告	47
定期的ベネフィット・リスク評価報告	47
⊿（デルタ）	149
点推定	146
添付文書	14, 57, 74
添付文書改訂情報の時間的流れ	54
添付文書記載項目	58
添付文書とインタビューフォームの記載項目	70
添付文書の改訂情報	53
DailyMed の検索ページ	75

と

統計手法の選択	152
到達指標	150
毒性試験	26
毒性試験の実施時期	27
特定使用成績調査	48

な

| 内的妥当性 | 101 |

に

二次資料	83
二重盲検	105, 136, 147
日米 EU 医薬品規制調和国際会議	28, 45
日本医薬情報センター	30, 84
日本医薬品一般名称データベース	13
日本標準商品分類	17
日本 OTC 医薬品協会おくすり検索	67
人年	152

は

バイアス	133, 137
バイアスの制御	136
バイオ医薬品	38
パターナリズム	2
8項目版構造化抄録	140
発生頻度の指標	102
発生率	102, 152
発生割合	102, 152
ハリソン内科学	91
パワー	146
販売名	14

ひ

比較臨床試験及び診療ガイドライン	127
批判的吟味	131
費用効果分析	159
費用効用分析	158
費用最小化分析	160
標準誤差	147
費用便宜分析	160
非臨床試験	25
非臨床試験の種類と内容	27
非臨床試験報告書	34
非劣性試験	148

非劣性マージン	149	情報の検索ページ	74	**ら**	
品質再評価	47	米国FDAのリスク評価・リスク緩和戦略	75	ラベリング	74
品質に関する文書	34			ラベル	74
p値	144	米国IOM	114	ランダム化	147
PICOの作成	122	米国NGC	87	ランダム化比較試験	105, 127, 136, 147
PICOの4要素	141	米国NIH	114		
PMDA	67	ペイシェントクエスチョン	100		
PMDAのホームページ	35	βエラー（第二種の過誤）	146	**り**	
PMDAの役割	55			利益相反	115
PPB解析	105	**ほ**		リスク管理計画	48
PubMed Advanced 検索	123	包接体	16	リスクコミュニケーション	7, 8
PubMedにおけるMeSH検索	119	方法	141	リスクコミュニケーションの基本方針	8
PubMedのインターフェイス	118			リスクコミュニケーションの発達的段階	8
PubMedのClinical Queriesの検索画面	125	**ま**		リスクの概念	8
		マインズ	86	リスク比	102
ふ		マスキング	147	リスク比の求め方	108
ファンネル・プロット図	113			リスク分析の構成	7
フォレストプロット図	113	**む**		リスク・ベネフィットコミュニケーションの提供ガイド	10
副作用	46	無作為化比較試験	105		
副作用・感染症報告制度	42	無増悪生存期間	151	臨床医学の文献検索	124
副作用の因果関係	45			臨床研究	103, 132
副作用報告制度における情報の流れ	44	**め**		臨床研究のエビデンスの批評	137
		命名法	15	臨床研究の流れ	138
副作用報告制度の特徴	45	メタアナリシス	112, 114, 127	臨床研究分類	126
副次的評価項目	150	メディカルサイエンスリエゾン	67	臨床研究論文	137
父権主義	2			臨床研究論文に対する批判的吟味	131
不確かさへの対処	136	**も**			
プライマリ・エンドポイント	150	盲検	147	臨床研究論文の構成要素	137
ブラインド	147			臨床試験	28
ブルーレター	50, 52	**や**		臨床試験（治験）における"5 toos"	41
ぶれ幅	146	薬害事例	28		
プローブ法	147	薬剤給付助言委員会	161	臨床試験の管理・支援体制	30
ブロック無作為化	147	薬剤給付リスト	160	臨床試験の種類	29
ブロックランダム化	147	薬剤経済学研究	157	臨床試験報告書	34
文献データベース	117	薬剤経済学研究の評価方法	157	（臨床試験報告に対する統合基準）声明	140
文献の書誌情報	121	薬剤の価値	159		
Field検索	121			臨床転帰	151
Filter機能	121	**ゆ**		臨床統計学	143
		有意水準	144	臨床判断	147
へ		優越性試験	148	倫理審査	151
米国医師会雑誌	137	有害事象	46		
米国国立医学図書館	74, 84, 117	有害事象報告システム	75	**る**	
米国国立がん研究所	87	有効度	135	累積アウトカム発生曲線	153
米国食品医薬品局	10, 73	UMIN臨床試験登録システム	30		
米国の薬局方	89			**れ**	
米国病院薬剤師会	89	**よ**		レビュー	114
米国薬剤師会	89	要指導医薬品	65		
米国FDAの承認薬	89				
米国FDAの承認薬・添付文書					

わ

ワシントンマニュアル 90

欧文索引

A

absolute risk	152
absolute risk reduction	106
abstract	140
academic detailing	10
adherence	5
adverse event	46
Adverse Event Reporting System	75
adverse reaction	46
AERS	75
Agency for Healthcare Research and Quality	87
AHRQ	87
American Hospital Formulary Service（AHFS）Drug Information	89
American Pharmacists Association	89
American Society of Health-System Pharmacists	89
Anatomical Therapeutic Chemical Classification System	18
APhA	89
ARR	106
ASHP	89
automatic term mapping	118

B

BAN	13
Blinded-Endpoint design	147
block randomization	147
BNF	90
British Approved Name	13
British National Formulary	90

C

case control study	108
CBA	160
CBER	73
CDER	74
CDSR	128
CEA	159
CI	146
Clinical Queries	124
clinical question	100
Clinical Research Associate	30
Clinical Research Coordinator	30
clinical study	103
Clinical Study Categories	126
CMA	160
Cochrane Collaboration	128
Cochrane Database of Systematic Reviews	128
Cochrane Library	128
Cochrane systematic review	114
cohort	107
COI	115
Common Technical Document	32
compliance	4
concordance	5
confidence interval	147
Conflicts of Interest	115
CONSORT	140
Contract Research Organization	30
Cost-Benefit Analysis	160
Cost-Effectiveness Analysis	159
Cost-Minimization Analysis	160
Cost-Utility Analysis	158
counter detailing	10
CRA	30
CRC	30
critical appraisal	131
CRO	30
CTD	32
CUA	158

D

discussion	143
DISEASEDEX®	87
disease search	84
double blind	105
DRUGDEX®	87
Drug Facts and Comparisons	89
Drug Information Handbook	89
Drug Safety Communications	74
Drug Safety Update	54
drug search	84
DSU	54

E

EBM	85, 97, 165
educational detailing	10
educational visiting	10
electronic Medicines Compendium	77
EMA	76
Embase	84
EPAR	76
European Medicins Agency	76
European Public Assessment Report	76
Evidence Based Medicine	85, 97, 165
exclusion criteria	150
external validity	101

F

FAS	148
FDA	10, 73
Food and Drug Administration	10, 73
Full Analysis Set	148
5 Steps of EBM Practice	167, 177

G

GCP	48
GLP	25
GMP	34
Good Clinical Practice	28, 48
Good Laboratory Practice	25
Good Manufacturing Practice	34
Good Post-marketing Study Practice	47
Good Quality Practice	34
Good Vigilance Practice	34
GPSP	47
GQP	34
GVP	34

H

Harrison's Principles of Internal Medicine	91

I

IC	151
ICER	159
ICH	28, 45
IDENTIDEX®	87

IF	67, 82
impact factor	82
inclusion criteria	149
Incremental Cost-Effectiveness Ratio	159
index to drug-specific information	75
informed consent	3, 151
INN	13, 76
Institute of Medicine	114
Institutional Review Board	30, 151
intention-to-treat	105, 148
internal validity	101
International Conference on Harmonisation of Technical Requirements for Registration of Pharmaceuticals for Human Use	45
International Nonproprietary Name	13, 76
International Union of Pure and Applied Chemistry	17
intervention study	103
introduction	141
IRB	30, 151
IUPAC	17

J

JAMA	137
JAN	13
Japanese Accepted Name	13
Japan Standard Commodity Classification	17
Journal Citation Reports	83
JSCC	17
J-STAGE	127

K

Kaplan-Meier method	153

L

label	74
labeling	74

M

Martindale	87, 89
mask	105
MedDRA	45
Medical Dictionary for Regulatory Activities	45

Medical Genetics	126
Medical Information Network Distribution Service	86
Medical Representative	67
Medical Science Liaison	67
Medical Subject Headings	117
Medication Guides	75
Medicines and Healthcare products Regulatory Agency	77
MEDLINE	84, 117
MedWatch	74
MeSH	117
meta-analysis	112
methods	141
MHRA	77
MICROMEDEX®	87
Minds	86
MR	67
MSL	67

N

National Center for Biotechnology Information	117
National Guideline Clearinghouse	87
National Health Service	5, 78, 87, 128, 161
National Institute for Health and Clinical Excellence	87, 161
National Institute of Health	114
National Library of Medicine	74, 84, 117
NCBI	117
NCI	87
NHS	78, 87, 128, 161
NICE	87, 161
NLM	74, 84, 117
NNT	106
non-inferiority trials	148
number need to treat	106

O

observational study	103
odds ratio	110
OS	151
OTC	65
overall survival	151
over the counter	65

P

package inserts	74
paternalism	2
Patient Information Leaflet	77
patient question	100
PBAC	161
PBRER	47
PBS	160
PDR	89
Periodic Benefit Risk Evaluation Report	47
Periodic Safety Update Report	47
per protocol based	105
Per Protocol Set	148
PFS	151
Pharmaceutical and Medical Device Agency	43
Pharmaceutical Benefits Advisory Committee	161
Pharmaceutical Benefits Schedule	161
Pharmaceuticals and Medical Devices Agency	32
Physicians' Desk Reference	89
PICO	101, 122
PIL	77
PMDA	32, 43, 63, 67
PMS	42
POISINDEX®	87
postmarketing drug and biologic safety evaluations	75
Post-Marketing Surveillance	42
potential signals of serious risks	75
power	146
PPS	148
prescription information	74
probability	144
PROBE	147
progression-free survival	151
Prospective, Randomized, Open	147
PSUR	47
PubMed	83, 117, 131

Q

QALY	158
Quality Adjusted Life Years	158

R

randomized control trial	105
RCT	105, 136, 147
registered trademark	14
relative risk	107, 152
relative risk reduction	106
REMS	75
response rate	151
results	141
Risk Evaluation and Mitigation Strategies	75
Risk Management Plan	48
risk ratio	102
RMP	48
RR	151
RRR	106

S

SE	147
shared decision making	4, 86
significance level	144
simple randomization	147
Single Citation Matcher	120
Site Management Organization	30
SMO	30
SmPC	76
SPC	77
standard error	147
stem	20
stratified randomization	147
STROBE	140
structured abstracts	82
Summary for the public	76
Summary of Product Characteristics	76, 77
superiority trials	148
surrogate endpoint	99
surrogate outcome	151
survival curve	153
systematic review	114
Systematic Reviews	126

T

TA	161
Technology Appraisal	161
The Center for Biologics Evaluation and Research	73
The Center for Drug Evaluation and Research	74
The Complete Drug Reference	89
The International Conference on Harmonisation of Technical Requirements for Registration of Pharmaceuticals for Human Use	28
The Journal of the American Medical Association	137
The Washington Manual of Medical Therapeutics	90
title	140
true endpoint	99
true outcome	151

U

Up To Date	90
US Adopted Name	13
USAN	13
Users' Guides to the Medical Literature	137
USP DI	89
USP Dispensing Information	89

W

WHO	13

―著者プロフィール―

山本　美智子（やまもと　みちこ）

昭和薬科大学臨床薬学教育研究センター長　医薬品情報部門教授

1975年	熊本大学薬学部卒業
1978-1981年	ドイツ Albert-Ludwigs（フライブルク）大学言語学部留学
2005年	東京医科歯科大学大学院課程・博士（医学）修了
	一般財団法人京都予防医学センター，国立衛生試験所化学物質情報部，国立医薬品食品衛生研究所安全情報部，独立行政法人医薬品医療機器総合機構安全第一部を経て，
2011年	鈴鹿医療科学大学薬学部教授
2013年	昭和薬科大学医療薬学教育研究センター教授
2014年	昭和薬科大学医療薬学教育研究センター長・教授
2016年	昭和薬科大学臨床薬学教育研究センター長・医薬品情報部門教授

医薬品の安全性評価，医薬品情報リテラシー，リスク・ベネフィットコミュニケーションの研究に取り組む．

平成27～29年度国立研究開発法人日本医療研究開発機構（AMED）「患者及び医療関係者に向けた医薬品等のリスク最小化情報の伝達方法に関する研究」班研究代表者

平成26～28年度文科省基盤研究（C）「地域医療におけるリスク・ベネフィットコミュニケーション：薬局情報支援モデルの構築」班研究代表者

渡部　一宏（わたなべ　かずひろ）

昭和薬科大学臨床薬学教育研究センター　実践薬学部門教授

1995年	昭和薬科大学薬学部卒業
1997年	昭和薬科大学大学院薬学研究科修士課程修了（薬学修士）
	聖路加国際病院薬剤部　入職
2008年	共立薬科大学大学院薬学研究科博士課程（社会人）修了（博士（薬学））
2009年	聖路加国際病院薬剤部　退職
	昭和薬科大学医療薬学教育研究センター　講師
2013年	昭和薬科大学医療薬学教育研究センター　准教授
2017年	昭和薬科大学臨床薬学教育研究センター　実践薬学部門教授（現在に至る）

患者さん，社会に貢献できる薬剤師の育成のみならず，聖路加国際病院在職時から「乳がん患者のがん性皮膚潰瘍臭の対策およびその医薬品の開発」の研究に取り組んでいる．この研究活動が評価され，平成28年度日本病院薬剤師会江口記念がん優秀活動賞を受賞した．趣味は，食べること・飲むこと・集うこと．

土肥　弘久（どい　ひろひさ）

昭和薬科大学臨床薬学教育研究センター　医薬品情報部門講師

1999年	昭和薬科大学薬学部薬学科卒業
2001年	昭和薬科大学大学院薬学研究科薬学専攻修士課程修了
2004年	京都大学大学院薬学研究科創薬科学専攻博士後期課程修了
	理化学研究所　博士研究員
2005年	埼玉医科大学総合医療センター薬剤部
2012年	日本薬科大学　講師
2013年	昭和薬科大学　講師（現在に至る）

医薬品情報科学の実践

定価（本体 4,200 円 + 税）

2017 年 4 月 1 日　初版発行Ⓒ
2024 年 4 月 11 日　2 刷発行

編 著 者　山　本　美智子

発 行 者　廣　川　重　男

印 刷・製 本　日本ハイコム
表紙デザイン　㈲羽鳥事務所

発行所　京 都 廣 川 書 店
　　　東京事務所　東京都千代田区神田小川町 2-6-12 東観小川町ビル
　　　　　　　　　TEL 03-5283-2045　FAX 03-5283-2046
　　　京都事務所　京都市山科区御陵中内町　京都薬科大学内
　　　　　　　　　TEL 075-595-0045　FAX 075-595-0046

　　　URL https://www.kyoto-hirokawa.co.jp/

ISO14001 取得工場で印刷しました